# ERGEBNISSE DER INNEREN MEDIZIN UND KINDERHEILKUNDE

HERAUSGEGEBEN VON

F. KRAUS, O. MINKOWSKI, FR. MÜLLER, H. SAHLI,
A. CZERNY, O. HEUBNER

REDIGIERT VON

TH. BRUGSCH, L. LANGSTEIN, ERICH MEYER, A. SCHITTENHELM
BERLIN  BERLIN  STRASSBURG  KÖNIGSBERG

*Sonderabdruck aus Band XIII.*

Walter Zweig:
Die interne Therapie des Ulcus ventriculi.

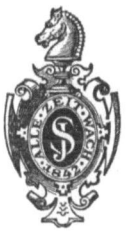

Springer-Verlag Berlin Heidelberg GmbH
1914

ISBN 978-3-662-37261-6     ISBN 978-3-662-37989-9 (eBook)
DOI 10.1007/978-3-662-37989-9

# Ergebnisse der inneren Medizin und Kinderheilkunde.

## Inhalt des XIII. Bandes.

IV u. 712 S. gr. 8⁰. Preis M. 24,—; in Halbleder gebunden M. 26,60.

Über die Bildung der Harn- und Gallensteine. Von Professor Dr. L. Lichtwitz. (Mit 18 Abbildungen im Text und auf 8 Tafeln.)
Fettleibigkeit und Entfettungskuren. Von Geheimrat Professor Dr. M. Matthes.
Die entzündlichen Pleuraergüsse im Alter. Von Professor Dr. Hermann Schlesinger.
Die interne Therapie des Ulcus ventriculi. Von Privatdozent Dr. Walter Zweig.
Über einige zur Zeit besonders „aktuelle" Streitfragen aus dem Gebiete der Cholelithiasis. Von Geheimem Sanitätsrat Professor Dr. Hans Kehr.
Die Beeinflussung der Darmmotilität durch Abführ- und Stopfmittel. Von Dr. S. Lang.
Zur Frage der Entstehung diphtherischer Zirkulationsstörungen. Von Dr. W. Siebert. (Mit 3 Abbildungen.)
Über Infektion und Immunität beim Neugeborenen. Von Dr. Franz v. Groër und Dr. Karl Kassowitz.
Der bösartige Symptomenkomplex beim Scharlach. Von Professor Dr. V. Hutinel. (Mit 7 Abbildungen.)
Die Prognose und Therapie der Lues congenita. Von Dr. Ernst Welde.
Katheterismus des Duodenums bei Säuglingen. Von Dr. Alfred F. Hess. (Mit 8 Abbildungen.)
Die verschiedenen Melaenaformen im Säuglingsalter. Von Dr. A. Ritter v. Reuss.
Rachitis tarda. Von Prof. Dr. Emil Wieland.
Autoren-, Sach- und Generalregister.

## Inhalt des XII. Bandes.

IV u. 990 S. gr. 8⁰. Preis M. 34,—; in Halbleder geb. M. 36,60.

Opsonine und Vaccination. Von Privatdozent Dr. A. Böhme. (Mit 26 Abbildungen.)
Diagnose und Prognose der angeborenen Herzfehler. Von Dr. M. Abelmann.
Das Problem der Übertragung der angeborenen Syphilis. Von Professor Dr. Hans Rietschel.
Über interlobäre Pleuritis. Von Privatdozent Dr. Hans Dietlen. (Mit 20 Abbildungen im Text und 2 Tafeln.)
Pathogenese und Klassifikation der milchartigen Ergüsse. Von Dr. S. Gandin.
Über Relaxatio diaphragmatica (Eventratio diaphragmatica). Von Dr. Johannes Bergmann.
Ergebnisse und Richtlinien der Epilepsietherapie, insbesondere d. Brombehandlung in Verbindung mit salzarmer Kost. Von Dr. A. Ulrich.
Die Beziehungen der Menstruation zu allgemeinen und organischen Erkrankungen. Von Prof. Dr. G. Schickele. (Mit 23 Abbildg.)
Über pathologischen Blutzerfall. Von Privatdozent Dr. W. Meyerstein.
Wesen und Gang der tuberkulösen Infektion bei Entstehung der menschlichen Lungenphthise. Von Privatdozent Dr. A. Bacmeister.
Der Harn des Säuglings. Von Dr. Ernst Mayerhofer.
Das Erythema nodosum. Von Oberarzt Dr. C. Hegler. (Mit 8 Abbildungen im Text und einer Tafel.)
Die Pathologie der Blutgerinnung und ihre klinische Bedeutung. Von Privatdozent Dr. Herm. Küster.
Die Lehre vom Urobilin. Von Privatdozent Dr. Friedr. Meyer-Betz.
Die Albuminurie. Von Privatdozent Dr. Ludwig Jehle. (Mit 32 Abbildungen im Text und einer Tafel.)
Über Ernährungskuren bei Unterernährungszuständen und die Lenhartzsche Ernährungskur. Von Oberarzt Dr. K. Kissling. (Mit 17 Abbildungen.)
Autoren-, Sach- und Generalregister.

## Inhalt des XI. Bandes.

IV u. 847 S. gr. 8⁰. Preis M. 32,—; in Halbleder gebunden M. 34,60.

Die Entstehung des Gallensteinleidens. Von Privatdozent Dr. A. Bacmeister. (Mit 4 Abbildungen und 1 Tafel.)
Der respiratorische Gaswechsel im Säuglingsalter. Von Dr. Albert Niemann.
Das Höhenklima als therapeutischer Faktor. Von Privatdozent Dr. Carl Stäubli.
Organische und anorganische Phosphate im Stoffwechsel. Von Dr. Paul Grosser.
Ergebnisse und Probleme der Typhusforschung. Von Stabsarzt Dr. W. Fornet. (Mit 4 Abbildungen.)
Die anatomischen und röntgenologischen Grundlagen für die Diagnostik der Bronchialdrüsentuberkulose beim Kinde. Von Prof. Dr. St. Engel. (Mit 26 Abbildungen und 5 Tafeln.)
Einige neuere Anschauungen über Blutregeneration. Von Prof. Dr. P. Morawitz.
Der Mechanismus der Herzaktion im Kindesalter, seine Physiologie und Pathologie. Von Dr. Adolf F. Hecht. (Mit 2 Abbildungen und 110 Kurven auf Tafeln.)
Symptomatologie und Therapie des Coma diabeticum. Von Privatdozent Dr. L. Blum.
Einrichtungen zur Verhütung der Übertragungen von Infektionskrankheiten in Kinderspitälern und ihre Beurteilung nach den bisher vorliegenden experimentellen Untersuchungen. Von Stabsarzt Dr. Otto Hornemann und Dr. Anna Müller.
Die Pathogenese der Lichtentzündung der Haut. Von Prof. Dr. A. Jesionek.
Die Nebenschilddrüsen. Von Prof. Dr. W. G. Mac Callum.
Das Empyem im Säuglingsalter. Von Dr. Fritz Zybell. (Mit 1 Abbildung.)
Symptomatologie und Pathogenese der Schwindelzustände. Von Professor Dr. M. Rosenfeld.
Über Wachstum, C. Dritter Teil: Das Längenwachstum des Menschen und die Gliederung des menschlichen Körpers. Von Privatdozent Dr. Hans Friedenthal. (Mit 21 Abb.)
Dauerträger und Dauerträgerbehandlung bei Diphtherie. Von Prof. Dr. W. Weichardt und Martin Pape.
Autoren-, Sach- und Genralregister.

*Inhalt der früheren Bände siehe 3. und 4. Umschlagseite.*

# IV. Die interne Therapie des Ulcus ventriculi.

Von

Walter Zweig-Wien.

---

### Literatur.

1. Riegel, Die Erkrankungen des Magens. Wien 1897.
2. Boas, Diagnostik und Therapie der Magenkrankheiten. Leipzig 1912.
3. Zweig, Diagnose und Therapie der Magen- und Darmkrankheiten. Wien 1913.
4. Schneider, Virchows Arch. **148**. 1897.
5. Ewald, Deutsche Klinik. **5**.
6. Grandauer, Berliner klin. Wochenschr. 1909. 24.
7. Bamberger, Die innere und die chirurgische Behandlung des chronischen Magengeschwüres. Berlin 1909.
8. Bickel, Deutsche med. Wochenschr. 1906. 33.
9. Strauß, Deutsch. Arch. f. klin. Med. **56**. 1 u. 2.
10. Huppert, Med. Klin. 1908. Nr. 21.
11. Grandauer, Berliner klin. Wochenschr. 1907. 24.
12. Borgbjärg, Arch. f. Verdauungskrankh. **14**. 1908.
13. Heyrowsky, Wiener klin. Wochenschr. 1912.
14. Kaufmann, Arch. f. Verdauungskrankh. **13**. S. 610, 1207.
15. Zweig, Arch. f. Verdauungskrankh. **12**. S. 365.
16. Clairmont, Arch. f. klin. Chir. **86**. S. 1.
17. Bergmann, Münchner med. Wochenschr. 1911. Nr. 4.
18. Zweig, Samml. zwangl. Abhandlungen 1911.
19. Stoerk, Deutsche med. Wochenschr. 1911. Nr. 11.
20. Latzel, Arch. f. Verdauungskrankh. **19**.
21. Katzenstein, Berliner klin. Wochenschr. 1908. Nr. 39.
22. Glaeßner, Wiener klin. Wochenschr. 1913.
23. Boas, l. c.
24. Hemeter, Arch. f. Verdauungskrankh. **12**.
25. Reiche, Fortschr. a. d. Geb. d. Röntgenstr. **14**, 3.
26. Haudek, Münchner med. Wochenschr. 1910. 30, 47.
27. Schnitzler, Med. Klin. 1913. Nr. 44.
28. Holzknecht und Sgalitzer, Wiener klin. Wochenschr. 1913.
29. Leube, Chirurg. Kongreß. 2. 1897. S. 5.
30. Fleiner, Arch. f. Verdauungskrankh. 1896.
31. Riegel, l. c.
32. Ewald, Kongr. f. inn. Med. 1902. S. 40.
33. Wirsing, Arch. f. Verdauungskrankh. **11**. H. 2.
34. Bamberger, l. c.
35. Cohnheim, Physiologie der Verdauung und Ernährung. Berlin 1908.
36. Tournier, zit. nach Ewald, Deutsche med. Wochenschr.
37. Reichmann, Gazeta lek. 1905. 1. 1908. Nr. 9.
38. Kelling, Münchner med. Wochenschr. 1910. Nr. 57.
39. Ewald, Deutsche Klinik. **5**. S. 596.

40. Flashar, zit. nach Penzold, Spez. Pathol. u. Therap. 4.
41. Tripier, Bull. med. 1898. Nr. 45.
42. Boas, l. c.
43. Bourget, Therap. Monatsh. 1900. 6 u. 7.
44. Riegel, Therap. d. Gegenw. 1900.
45. Reichmann, Arch. f. Verdauungskrankh. 1905. 11.
46. Fenwich, Brit. Med. Journ. 1909. 25.
47. Leube, v. Ziemssens Handb. d. spez. Path. u. Therap. 7. 120.
48. Ziemssen, Volkmanns Samml. Nr. 15.
49. Senator, Deutsche med. Wochenschr. 1906. Nr. 47.
50. Lenhartz, Deutsche med. Wochenschr. 1904.
51. Clemm, Würzburger Abhandlungen 1905. Heft 5/6.
52. Strauß, Praktische Winke für die chlorarme Diät. Berlin 1910.
53. Bickel, Deutsche med. Wochenschr. 1905. Nr. 35.
54. Fleiner, Verhandl. d. 12. Kongr. f. inn. Med. 1893.
55. Rodari, Lehrbuch der Magen- und Darmkrankheiten. Wiesbaden 1910.
56. Agéron, Münchner med. Wochenschr. 1903. Nr. 30.
57. Klemperer, Therap. d. Gegenw. 1907 Mai.
58. Kuhn und Zabel, Münchner med. Wochenschr. 1908.
59. Bickel, Sitzungsber. d. Berliner med. Gesellsch. 1907.
60. Baibakoff, Arch. f. Verdauungskrankh. 12. 1906. Heft 1.
61. Bergmann, Med. Klin. 1906. Nr. 23.
62. Heinsheimer, Med. Klin. 1906. Nr. 24.
63. Petri, Berliner klin. Wochenschr. 1909. Nr. 49.
64. Rosenheim, Deutsche med. Wochenschr. 1911. Nr. 19.
65. — Ebenda 1910. Nr. 3.
66. Riegel, Zeitschr. f. klin. Med. 37. S. 381.
67. Tabora, Münchner med. Wochenschr. 1908. Nr. 38.
68. Haas, Therap. d. Gegenw. 1905. Heft 3.
69. Cohnheim, Ebenda 1902. 2.
70. v. Aldor, Zeitschr. f. phys. u. diätet. Therap. 1898.
71. Walko, Zentralbl. f. inn. Med. 1902.
72. Köhler, Wiener med. Wochenschr. 1905. S. 21.
73. Rütimeyer, Korrespondenzbl. f. Schweiz. Ärzte. 1906. Heft 20 u. 21.
74. Glaeßner, Wiener klin. Wochenschr. 1913.
75. Fleckseder, Versamml. deutscher Naturforscher. Wien 1913.
76. Pal, Wiener med. Wochenschr. 1912.
77. Riegel, Therap. d. Gegenw. 1900.
78. Ewald, Deutsche Klinik. 5.
79. Jaworski, Deutsche Arch. f. klin. Med. 37.
80. Stinzing, Deutsche med. Wochenschr. 1912. S. 1262.
81- Wirsing, Arch. f. Verdauungskrankh. 1905.
82. Leube, Mitt. a. d. Grenzgeb. d. Med. u. Chir. 2. 1897.
83. Bamberger, l. c. S. 81.
84. Wagner, Münchner med. Wochenschr. 1904. Nr. 1 u. 2.
85. Wirsing, l. c.

# Einleitung.

Die Behandlung des Ulcus ventriculi war in den letzten Jahren Gegenstand eines Grenzstreites zwischen interner Medizin und Chirurgie. Erst seit wenigen Jahren sehen wir, daß der radikale Standpunkt vieler Chirurgen, in der totalen Excision des Ulcus ventriculi das alleinige Heil der Kranken zu erblicken, wieder verlassen wurde und eine mehr konservative Methode der Behandlung in den Vordergrund der wissenschaftlichen Publikationen zu treten beginnt. Es erscheint daher angebracht, gerade in dieser Zeit eine übersichtliche Darstellung der internen Therapie nach dem Stande der neuesten Forschungen zu versuchen.

Vor allem müssen wir die verschiedenen Formen des Ulcus ventriculi unterscheiden, um eine für alle Fälle passende Therapie angeben zu können. Riegel[1]) unterscheidet 6 Formen des Ulcus ventriculi: die hämorrhagische, die akut perforative, die chronisch dyspeptische, die gastralgische, die vomitive und die kachektische Form. Boas[2]) verwendet eine Einteilung, wie sie die Therapie verlangt, indem er ein Stadium der Blutung und die weiteren Stadien unterscheidet. Ich[3]) selbst unterscheide 3 Stadien und zwar: 1. Das erste Stadium der Blutung (akutes Ulcus), 2. das chronische Ulcus und 3. die Komplikationen des Ulcus.

Bevor ich auf die Therapie des Ulcus eingehe, muß ich auf einige neuere Forschungsergebnisse aus dem Gebiete der Pathogenese und Diagnostik hinweisen. In erster Frage steht der Zusammenhang des Ulcus ventriculi mit den Sekretionsstörungen des Magens. Riegel und seine Schule haben auf die Bedeutung der Hyperacidität für die Entstehung und die schwere Heilbarkeit des Ulcus ventriculi hingewiesen. Spätere Autoren haben jedoch die Wichtigkeit der Hyperacidität für die Entstehung des Ulcus ventriculi geleugnet, da sie statistisch nachweisen konnten, daß die Hyperacidität nur in einem geringen Prozentsatze aller Fälle nachweisbar gewesen ist. So fand Schneider[4]) nur in 13 bis 19 Proz., Ewald[5]) in 34,1 Proz., Grandauer[6]) in 33,3 Proz., Bamberger[7]) in 36 Proz. der beobachteten Ulcusfälle Hyperacidität. Wichtiger als das Bestehen einer Hyperacidität scheint nach neuen Untersuchungen das Verhalten der Sekretionsgröße zu sein. Bickel[8]) hat als erster nachgewiesen, daß es eine Hyperacidität, d. h. einen pathologisch konzentrierten Magensaft überhaupt nicht gebe, sondern alles, was bisher unter dem Namen der Hyperacidität figuriert, in das Gebiet der Hypersekretion gehört. Wenn ich auch diesen radikalen Standpunkt nach meiner Erfahrung nicht teilen kann — es gibt zweifellos Fälle von reeller Hyperacidität ohne Hypersekretion —, so muß ich gestehen, daß die Hypersekretion eine dominierende Rolle bei der Entstehung des Ulcus ventriculi spielt. Wir kennen 3 Formen der Hypersekretion: 1. die intermittierende Form, 2. die kontinuierliche Hypersekretion (chronischer Magensaftfluß), 3. die von mir beschriebene alimentäre Hypersekretion.

Die intermittierende Hypersekretion, d. h. das anfallweise Auftreten eines Magensaftflusses hat mit dem Ulcus ventriculi sicher nichts zu tun. Anders verhalten sich die beiden anderen Formen der Hypersekretion. Die von Reichmann beschriebene kontinuierliche Hypersekretion ist nach dem übereinstimmenden Urteil der neueren Forscher fast in allen Fällen die Folge einer schweren Motilitätsstörung, wie sie im Verlaufe der auf einem Ulcus ventriculi beruhenden Pylorustenose eintritt. Besonderes Interesse rufen die Fälle der alimentären Hypersekretion hervor. Ich verstehe unter alimentärer Hypersekretion jene Sekretionsstörung, bei der es zu einer pathologisch vermehrten Magensaftabsonderung kommt, sobald Speisen in den Magen eingeführt werden. Im nüchternen Zustande ist der Magen im Gegensatz zu der kontinuierlichen Magensaftsekretion vollständig leer oder enthält nicht mehr als 10 bis 20 ccm salzsaurer Sekretion. Ich selbst habe die alimentäre Hypersekretion hauptsächlich als ein Symptom der nervösen Dyspepsie aufgefaßt. Dagegen hat Strauß [9]) und seine Schule (Huppert [10]) und Grandauer [11]) auf den Zusammenhang der alimentären Hypersekretion mit dem Ulcus ventriculi hingewiesen. Huppert hat unter 62 Fällen von alimentärer Hypersekretion in 20 Fällen ein sicheres Ulcus ventriculi und in 15 Fällen den Verdacht eines solchen gefunden, d. h. in 57 Proz. aller Fälle von alimentärer Hypersekretion Ulcus nachgewiesen. Grandauer hat bei 48 sicheren Fällen von Magengeschwüren in 64,1 Proz. eine alimentäre Hypersekretion nachgewiesen.

Borgbjärg [12]) hat eine neue Untersuchungstechnik bei Fällen von Ulcus ventriculi beschrieben, die den Nachweis von Speiseresten im nüchternen Sekret betrifft. Er unterscheidet Fälle von Stagnation mikroskopischer Art und Fälle von kleinen Stagnationen makroskopischer Art, d. h. den Nachweis von Stärkekörnern, Fetttropfen, Muskelfasern und Pflanzenresten unter dem Mikroskop, resp. den Nachweis von Pflaumenresten, Stärkekörnern in nüchternem Sekret. Borgbjärg hat 102 Fälle ohne gröbere motorische Insuffizienz untersucht und bei 72 Fällen mikroskopische Stagnationen nachgewiesen. Die meisten dieser Patienten litten an einem Ulcus ventriculi. Besonders wichtig ist seine Untersuchung von 12 durch die Operation nachgewiesenen Magengeschwüren, die 9 Stagnationen mikroskopischer und 3 kleine Stagnationen makroskopischer Art zeigten. Die Ursache dieser Stagnationen liegt nach den Untersuchungen von Strauß und seiner Schule darin, daß die Magenwände an den Stellen des Ulcus ventriculi durch Infiltration steif geworden, ihre Peristaltik eingebüßt haben, die Schleimhaut uneben, Buchten und Falten besitzt, in denen es zu einer derartigen mikroskopischen Retention kommen kann.

Nach meinen an einem großen Materiale gesammelten Erfahrungen kann ich meine ursprüngliche Ansicht, daß die alimentäre Hypersekretion die Äußerung einer nervösen Dyspepsie sei, nicht mehr aufrecht erhalten, sondern ich sehe in ihr eine der häufigsten Begleiterscheinungen des Ulcus ventriculi. **Tritt zu der alimentären Hypersekretion noch das Symptom der mikroskopischen Stagnation hinzu, so ist dies in Verbindung mit den übrigen klinischen Symptomen für mich genügend, um die Diagnose eines Ulcus ventriculi zu stellen, selbst wenn eine Blutung nicht besteht.**

Der Zusammenhang des Ulcus ventriculi mit der chronischen Gastritis ist durch die Untersuchungen von Heyrowsky [13]) sichergestellt worden. Andererseits hat Kaufmann [14]) festgestellt, daß bei dem Ulcus ventriculi eine auffallende Schleimarmut zu konstatieren ist. Letzterer Befund stimmt sehr gut überein mit den histologischen Untersuchungen, in denen ich [15]) nachgewiesen habe, daß der Magenschleim physiologisch einen Schutz gegen mechanische, termische und alimentäre Schädlichkeiten bildet. Es wäre interessant gewesen, wenn sich die Untersuchungen Heyrowskys nicht nur auf das histologische Bestehen der chronischen Gastritis bezogen hätte (er fand in 51,5 Proz. aller Ulcusfälle histologisch eine chronische Gastritis), sondern auch das makroskopische Verhalten des Magenschleims zur Untersuchung gekommen wäre. Es wäre möglich, daß es sich in solchen Fällen um ein bloß histologisch nachweisbare Gastritis mit mangelhafter Schleimbildung gehandelt hatte. Es ist zweifellos nach den Untersuchungen von Pawlow, daß eine stärkere Schleimsekretion, wie sie durch Höllenstein hervorgerufen wird, eine heilende Wirkung auf das Ulcus ausübt, da durch die gesteigerte Schleimsekretion die auf dem Grunde des Geschwüres liegenden sensiblen Nervenäste vor der Einwirkung von Speise- und Magensaft geschützt werden.

## Ursachen.

Wir kommen nun zur Besprechung der Ursachen des Magengeschwüres. Es unterliegt keinem Zweifel, daß die Ursachen des Magengeschwüres außerordentlich mannigfache sind. Es würde den Rahmen dieser Arbeit weit übersteigen, wenn wir die zahlreichen zu diesem Behufe angestellten Experimente und deren Ergebnisse wiedergeben wollten. Die Schwierigkeit, die Ätiologie des Magengeschwüres mit Sicherheit nachzuweisen, liegt darin, daß nach Clairmont [16]) es in keinem Falle gelungen ist, durch Tierexperimente ein typisches Magengeschwür zu erzeugen. Dieser Umstand in Verbindung mit klinischen Beobachtungen müssen die bereits von Stiller geäußerte Meinung, daß das Magengeschwür mit konstitutionellen Abweichungen des Organismus zusammenhängt, stützen. Bergmann [17]) hat in 60 Ulcusfällen 58 mal deutliche Abweichungen im vegetativen Nervensystem gefunden. Er fand typische Zeichen der Vagotonie in Form von Superacidität, Hypermotilität, spastischen Sanduhrmagen usw. Ich selbst habe in meiner Arbeit über die Enteroptose [18]) auf den Zusammenhang des Ulcus und der Vagotonie bereits hingewiesen. Ich stelle mir die Entwicklung des Magengeschwüres in solchen Fällen in der Weise vor, daß die Vagotonie zur Hypersekretion und spastischen Kontraktionen der kleinen Magengefäße führt. Hierdurch werden kleine Partien der Magenschleimhaut von der Durchblutung ausgeschaltet, die Schleimhaut wird von dem hypersekreten Magensaft angedaut und es entsteht eine Erosion resp. ein Ulcus. Auch Stoerk [19]) nimmt konstitutionelle Ursachen für die Patogenese des Ulcus in Anspruch. Er sieht diesen Konstitutionsfehler im Bestehen des Lymphatismus. Der Magen des Lymphatikers zeigt starke Vermehrung der Follikel, Neigung zu Bildung des Etat mamelloné, Minderwertigkeit der Abwehrvorrichtungen des Lymphatikers gegen bakterielle Invasionen, Häufigkeit der Vagotonie.

Wenn man mit rein klinischem Auge die Fälle von chronischem Ulcus betrachtet, so fallen zwei große Gruppen von verschiedenen Krankheitsformen der Magengeschwüre auf.

1. Das Magengeschwür der jugendlichen Personen, insbesondere der jungen Mädchen; 2. das Magengeschwür der jenseits der 40er Jahre befindlichen Personen, insbesondere der Männer.

Bei der ersten Gruppe sehen wir meist junge Mädchen mit dem Habitus asthenicus, Anämie, kleinen zarten Gefäßen, meist ptotisch gelagertem Magen und beweglicher rechter Niere. Bei diesen Individuen finden wir gewöhnlich im Alter zwischen 18 bis 20 Jahren die ersten Symptome des Magengeschwüres auftreten, wobei wir als Ursache der Entwicklung des Magengeschwüres rein konstitutionelle Momente in Anspruch nehmen müssen. Diese Individuen zeigen anatomisch das Bild der von Stiller beschriebenen Asthenie und des Lymphatismus, funktionell das Bild der Vagotonie.

Bei der zweiten Gruppe sehen wir Personen des vorgerückteren Alters (jenseits der 40er Jahre) an einem Magengeschwür erkranken, die in ihrer Anamnese vorher nie über Magenbeschwerden zu klagen gehabt haben. In diesen Fällen sind es sicher Veränderungen der Gefäße teils arteriosklerotischer, teils luetischer Natur, die zu einem Ulcus ventriculi führen. Es ist auffallend, daß diese Gruppe von Kranken hauptsächlich das männliche Geschlecht betrifft, während in der ersten Gruppe hauptsächlich junge Mädchen und Frauen figurieren. Während die Prognose der ersten Gruppe mit ihrer konstitutionellen Minderwertigkeit eine sehr günstige ist, sehen wir bei der zweiten Gruppe eine auffallende Neigung zu Rezidiven und schwere Ausheilbarkeit des Geschwüres. Die Ursache dieser Erscheinung liegt zweifellos in der Torpidität und Reaktionslosigkeit des auf Gefäßveränderungen beruhenden Magengeschwüres.

Latzel[20]) hat aus der Klinik Ortner interessante Versuche veröffentlicht, die auf die Entstehung mancher Formen von Ulcus ventriculi hinweisen. Es wurde durch Vagotonie eine mächtige Magenblähung mit starker Contraction des Pylorus hervorgerufen, wodurch gleichzeitig eine Anämisierung der Magenschleimhaut eintrat. Alle diese Bedingungen — Magenblähung, Pylorospasmus, Anämie — treten nunbei den vagotonischen, enteroptotischen Individuen leicht auf, so daß auch durch diese Befunde Latzels die Ätiologie derartiger Magen begreiflich wird.

In Kürze erwähne ich noch eine Erklärung von Katzenstein[21]), der in dem Mangel an Antipepsin die Ursache des Magengeschwüres sieht. Ob seine therapeutischen Versuche mit Antipepsin zum Erfolge führen werden, kann erst die Zukunft lehren.

Glaeßner[22]) sieht die Ursache des Magengeschwüres in der Hyperacidität und sucht in geistvoller Weise die Pepsinsalzsäure therapeutisch herabzusetzen. Nach seinen Untersuchungen ist die Galle (Cholsäure) imstande, nicht nur den Pepsingehalt, sondern auch die Acidität beträchtlich herabzusetzen. Auch diese Therapie wird erst durch Nachuntersuchungen ihren Wert zu erweisen haben.

## Symptome.

Was die Symptome des Magengeschwüres betrifft, so steht im Vordergrund die Blutung und der Schmerz.

Die Blutung tritt nach den Untersuchungen verschiedener Autoren in 50 bis 100 Proz. aller Fälle ein. Man darf hierbei nicht nur die makroskopisch sichtbaren Blutungen beobachten, sondern muß auch die okkulten Blutungen im Mageninhalt oder in den Faeces berücksichtigen. Boas[23]) findet unter 24 klinisch sicheren Ulcusfällen in 68,7 Proz. positiven Blutbefund. Nach meinen Erfahrungen finden wir Blutungen entweder anamnestisch feststellbar oder durch die objektive Untersuchung gesichert in gut 90 Proz. aller Fälle. Boas nimmt ein Magengeschwür nur dann als bestehend an, wenn es blutet. Fehlt eine Magenblutung, so bleibt nach seiner Erfahrung auch bei sonst charakteristischen Symptomen die Diagnose zweifelhaft. Von dieser Ansicht ausgehend, nimmt er an, daß die Diagnose „Magengeschwür" früher zu oft gestellt worden ist. Ich selbst stehe auf dem gerade entgegengesetzten Standpunkt. Wenn es auch richtig ist, daß eine einwandfreie Diagnose nur durch den Nachweis einer Blutung zu stellen ist, so gibt es andererseits zweifellos Fälle, in denen eine Blutung nicht nachweisbar ist und trotzdem ein sicheres Ulcus besteht. Diese Fälle mögen oberflächliche Verheilung des Schleimhautdefektes aufweisen, trotzdem reagieren die Nervenäste der zarten Schleimhautnarbe auf Schädlichkeiten mechanischer oder termischer Art mit Schmerzen. Diese Fälle werden oft jahrelang unter der Diagnose einer nervösen Dyspepsie behandelt, bis endlich die Situation durch eine manifeste oder okkulte Blutung geklärt wird. Ich kenne zur Differentialdiagnose derartiger Fälle kein besseres Mittel als die Einleitung einer typischen Ulcuskur. Wenn bei Befolgung der gegen das Ulcus gerichteten therapeutischen Anordnungen die Schmerzen plötzlich aufhören, so können wir fast mit Sicherheit das Bestehen eines Ulcus annehmen. Handelt es sich dagegen bei den fraglichen Schmerzen um eine nervöse Dyspepsie, so wird dieselbe durch die mit der Ulcuskur verbundene Unterernährung stets ungünstig beeinflußt.

Erwähnenswert sind noch jene Fälle, in denen eine Blutung eintritt, ohne daß die Patienten vorher je über Schmerz geklagt hätten. Es gibt zweifellos Magengeschwüre, die während ihres ganzen Verlaufes schmerzfrei bleiben.

Einen wesentlichen Fortschritt der Diagnostik des Magengeschwürs verdanken wir der röntgenologischen Untersuchung des Magens. Schon im Jahre 1906 hat Hemeter[24]) angegeben, daß das Magengeschwür in Form eines dunklen Feldes im Magenbild (als Folge lokaler Anhäufung von Wismut) sich erkennen läßt, wenn man dem Patienten eine Wismut-Suspension zu trinken gibt und ihn hierauf verschiedene Lagen einnehmen läßt. Reiche[25]) hat in einem mit Sektion belegten Fall von tiefgreifendem Ulcus an der kleinen Kurvatur eine pilzförmige Ausbuchtung des Wismutschattens an dieser Stelle beschrieben. Besondere Bedeutung erlangte die Röntgenuntersuchung für die Ulcus-Diagnostik durch die umfassenden Untersuchungen von Haudeck[26]). Bei der Untersuchung des penetrierenden, in der Regel in der Pars media gelegenen Ulcus findet sich ein abnormer Wismutfleck, der sich von der Magenfüllung divertikelartig abhebt oder mit dieser durch ein Schattenband verbunden ist; er ist meist oberhalb der kleinen Kurvatur gelegen und zeigt eine oberhalb des Fleckens gelegene Gasblase. Bemerkensmwert ist ferner das längere Zurückbleiben des Wismut in dieser Stelle, sowie das Fehlen der palpatorischen Beeinflussung dieses Fleckens. Rechte Seitenlage kann das divertikelartige Schattenbild des Magengeschwüres noch deutlicher zutage treten lassen. Solche abnorme Schattenbilder im Röntgenbild des Magens kommen nach Haudek nur durch Ablagerung von Wismut in pathologischen Nischen des Magens zustande (Nischensymptom). In einzelnen Fällen gelang es Haudek, auch bei dem chronischen nicht penetrierenden Ulcus ein Liegenbleiben von Wismutresten in Nischen aufzufinden. Auch vermochte er auf diese Weise ein an der Hinterwand gelegenes Geschwür nachzuweisen. Erst durch dieses Nischensymptom ist es möglich geworden, klinisch derartige penetrierende Ulcera zu diagnostizieren. Schnitzler[27]) ist der Ansicht, daß alle penetrierenden Magengeschwüre durch eine sogenannte gedeckte Perforation zustande kommen. Wenn im Augenblick der Perforation die perforierte Stelle durch die Leber, das Pankreas oder das Netz verschlossen wird, so kommt es zu einer Verwachsung des Geschwüres mit den Nachbarorganen und die Folgen der akuten Perforation bleiben aus. Da eine interne Therapie des penetrierenden callösen Ulcus aussichtslos bleiben muß, bedeutet der Röntgennachweis eines derartigen Geschwüres einen segensreichen Fortschritt der Diagnostik.

Ein anderes wichtiges Symptom für den röntgenologischen Nachweis eines Ulcus ist das Bestehen eines Pylorospasmns. Findet man 6 Stunden nach Einnahme der Wismutmahlzeit beträchtliche Reste derselben in dem Magen, so kann die Ursache in einer organischen oder spastischen Stenose des Pylorus liegen. Während früher die Unterscheidung dieser beiden Zustände gewisse Schwierigkeiten bereitet hat, sind wir durch neue Untersuchungen von Holzknecht und Sgalitzer[28]) imstande, die Differentialdiagnose mit Leichtigkeit zu stellen. Gibt man einem Patienten vor der Untersuchung 0,05 g Papaverin subcutan, so wird eine spastische Pylorusstenose durch Erschlaffung des Pylorus zum Verschwinden gebracht. Der Magen, der zu anderen Zeiten nach 6 Stunden einen großen Rest enthalten hat, ist nach Papaverindarreichung nach 6 Stunden leer. Umgekehrt finden wir bei organischer Stenose nach Papaverininjektion die Austreibungszeit des Magens noch bedeutend verlängert. Nicht nur im Pylorus, sondern auch an anderen Stellen des Magens können derartige Spasmen röntgenologisch nachgewiesen werden. So finden wir bei Geschwüren an der kleinen Kurvatur eine typische tiefe Einziehung an der gegenüberliegenden Wand des Magens, so daß es an dieser Stelle zu einem sogenannten spastischen Sanduhrmagen kommen kann.

Im vorhergehenden habe ich mich bemüht, die in den letzten Jahren zur Pathogenese und Diagnostik des Magengeschwüres publizierten Arbeiten kritisch zu beleuchten. Es liegt nicht in meiner Absicht, Symptome und diagnostische Momente, die seit altersher als bekannt vorausgesetzt werden müssen, im Detail nochmals zu erwähnen. Dies sei den zahlreichen Kompendien über Magenkrankheiten überlassen.

Ich gehe deshalb in den folgenden Zeilen auf die interne Therapie des Geschwüres ein:

### Die Therapie des akuten Ulcus. (Stadium der Blutung.)

Die Häufigkeit einer Blutung beim Magengeschwür läßt sich nach den Angaben verschiedener Autoren in 30 bis 80 Proz. aller Fälle nachweisen. Leube[29]) gibt 46 Proz. an, Fleiner[30]) 50 Proz., Riegel[31]) 30 bis 47 Proz., Ewald[32]) 54,5 Proz., Wirsing[33]) 45 Proz., Bamberger[34]) 74,3 Proz. Ich selbst beobachtete unter 4500 Magen- und Darmleidenden das Magengeschwür in 289 Fällen. Von diesen 289 Fällen war anamnestisch oder objektiv in 141 Fällen (das ist in 50 Proz.) eine Blutung teils per os, teils per anum makroskopisch feststellbar. Außerdem konnte aber noch bei weiteren 82 Patienten eine okkulte Blutung nachgewiesen werden, so daß in 223 Fällen, d. i. ca. 90 Proz., Blutungen überhaupt konstatiert wurden. Ich erwähne ausdrücklich, daß in einer großen Anzahl von Fällen die Diagnose eines Magengeschwüres bloß aus der Anamnese gestellt werden konnte und zur Zeit der Untersuchung oder Behandlung eine Blutung nicht nachweisbar gewesen ist. Es sind dies jene Fälle, bei denen, wie ich schon früher erwähnt habe, typische Ulcusschmerzen bestanden, ohne daß eine Blutung, selbst okkulter Art, hätte nachgewiesen werden können.

Was die Mortalität infolge einer Blutung bei Magengeschwüren betrifft, so finden wir in der Literatur eine Sterblichkeit von 1 bis 10 Proz. Unter meinen 289 Fällen verlor ich 6 Fälle, das ist ca. 2 Proz., an profusen Blutungen, wobei 3 Fälle nach der Operation zugrunde gegangen sind.

Unmittelbar nach jeder, selbst der geringsten Magenblutung, muß der Patient absolute Ruhe des Körpers und des erkrankten Organes durchführen. Die vollständige Immobilisierung muß so weit ausgedehnt werden, daß dem Kranken jedes Aufrichten zum Zwecke des Stuhl- und Urinlassens und Waschens strenge verboten ist. Auch Besuche sind möglichst fernzuhalten, da jede psychische Erregung infolge der Blutdrucksteigerung zu einer neuen Blutung Veranlassung geben kann. Eine ruhige, besonnene Warteperson sei mit der Pflege des Kranken betraut. Jede natürliche Zufuhr per os ist strenge zu verbieten. Auch die beliebten Eisstückchen sind zu untersagen, damit der Zweck, das erkrankte Organ ruhig zu stellen, vollständig erreicht werde. Selbst Medikamente vermeide man vollkommen. Das beste Blutstillungsmittel ist absolute Magenleere. Trotzdem ist es unmöglich, dadurch die motorische Tätigkeit des Magens vollständig auszuschalten. Wir wissen durch Untersuchungen Cohnheims[35]), daß der Magen auch im leeren Zustande eine periodische Tätigkeit ausübt, indem im nüchternen Zustande alle $1^1/_2$ bis $2^1/_2$ Stunden ein großer Teil des Verdauungstraktes für 10 bis 20 Minuten in Tätigkeit gerät, das Antrum pylori führt Contractionen aus, der Dünndarm macht lebhafte Bewegungen, die sich in Gurren und Kollern äußern. Pankreas, Leber und Dünndarm sezernieren konzentrierte Sekrete, der Magen etwas alkalischen Schleim. Die wohltätige Wirkung der absoluten Magenleere beruht nach meiner Auffassung auf der vollständigen Sistierung der Magensaftsekretion, so daß hierdurch der größte Feind der Verheilung des Magengeschwüres ausgeschaltet wird. Tournier[36]) findet bei einer derartigen Ruhekur, daß bei ausschließlich rectaler Ernährung die Magensaftsekretion am 1. Tage 300 ccm, am 14. Tage bloß noch 30 ccm, am 21. Tage 0 ccm betrug.

Besonders von englischen Autoren wurde zur Behandlung besonders rebellischer Fälle von Magengeschwüren eine Hungerkur empfohlen. Dieselbe wird auf mehrere Wochen ausgedehnt und während dieser Zeit ausschließlich rectal ernährt. Auch Reichmann[37]) sah von einer derartig forcierten Hungerkur in verzweifelten Fällen gute Resultate, empfiehlt aber während derselben eine besonders sorgfältige Mundpflege, da bei dem Fehlen von Kaubewegungen leicht Parotitis eintreten kann. Ich selbst sah mich eigentlich niemals veranlaßt, länger als 8 bis 10 Tage rectal zu ernähren und sehe in einer länger dauernden vollkommenen Nahrungsentziehung eine schwere Schädigung der Ernährung, wodurch wieder die Heilungsbedingungen des Geschwüres verschlechtert werden.

Durch die oben besprochenen Maßnahmen gelingt es gewöhnlich, in 24 Stunden die Blutung zum Stehen zu bringen. Sollte dies nicht erreicht sein, dann macht man von verschiedenen Blutstillungsmitteln Gebrauch. Zuerst versucht man ein gutes Ergotin Präparat:

Rp. Extr. secal. corn. dialys. 1,0,
Aqu. dest. 8,0,
Acid. carbolic. 0,08.

MDS. 1 bis 2 Pravazsche Spritzen subcutan zu injizieren.

In neuester Zeit macht man von der Gelatine als blutstillendes Mittel Gebrauch. Man verwendet die von Merck in Darmstadt gelieferte absolut tetanusfreie Gelatine. Dieselbe wird in zugeschmolzenen Glasröhren versendet, die im Wasserbad auf Körpertemperatur erwärmt wird. Der hierdurch verflüssigte Inhalt wird mittels einer ausgekochten Spritze subcutan eingespritzt. Gefahrloser und weniger schmerzvoll ist die rectale Verwendung der Gelatine, indem man von einer 5 bis 10 proz. Lösung 200 ccm mehrmals täglich mittels einer Spritze einverleibt. Kelling[38]) empfiehlt in verzweifelten Fällen Sauerstoffeinblasungen durch einen Troicart in die Bauchhöhle oder Aufblähung des Kolons vom After aus mit Doppelgebläse, um durch den Spannungsdruck die Blutgefäße zu komprimieren.

In neuerer Zeit wird als Hämostaticum das Adrenalin in 1 prom. Lösung verwendet. Man kann hiervon $^1/_2$ bis 1 Spritze mehrmals täglich subcutan einspritzen oder gibt 30 Tropfen der Lösung in das Nährklysma oder per os. Ich kann von einem eklatanten Erfolg der Adrenalintherapie bei Blutungen nicht berichten. Besser bewährt sich das Adrenalin als Zusatz zu der physiologischen Kochsalzlösung bei subcutaner Verwendung, da hierdurch zweifellos der Blutdruck stark gesteigert wird und Kollapszustände rasch beseitigt werden können. In verzweifelten Fällen empfiehlt Ewald[39]) Eiswasserspülungen des Magens. Flashar[40]) wendet Ausspülungen mit möglichst heißem Wasser an. In beiden Fällen wird eine reflektorische Contraction des Magens und seiner Gefäße hervorgerufen, jedoch konnte ich mich bei stark blutendem Ulcus nur schwer zur Einführung des Magenschlauches entschließen.

Von großem Nutzen scheinen mir Eiswasserklystiere, die ebenfalls auf reflektorischem Wege die Blutung zum Stehen bringen. Auf dem ähnlichen Prinzipe beruhen die Heißwassereinläufe (48 bis 50° C. je $^1/_2$ Liter), die Tripier[41]) 3 mal des Tages appliziert, ev. mit Zusatz von Chlorcalcium (2 g per Klysma).

Wenn die akute Blutung seit 3 Tagen gestanden ist, dann wende ich auch per os blutstillende Mittel an. Vor allem kommt auch hier Gelatine in Frage. Ich verordne folgendes Rezept:

  Rp. Decoct. gelat. alb. puriss. 10 bis 15,0,
    Aqu. dest.       250,0,
    Eleosach. citri      50,0.

Hiervon wird stündlich 1 Eßlöffel erwärmt dargereicht. Die Gelatine bewirkt eine Thrombose der kleinen Gefäße und ist hierdurch als blutstillendes Mittel von hohem Werte. Boas[42]) gibt 10 bis 20 ccm einer 10 bis 20 proz. Chlorcalciumlösung rectal, eine Medikation, von der auch ich vorzügliche Resultate gesehen habe. Die früher beliebte Hämostase mit Ferrum sesquichloratum intern gereicht ist mit Recht völlig verlassen. Ebenso die Magenausspülung mit 1 proz. Eisenchloridlösung, die Bourget[43]) anempfohlen hat.

Sind die Schmerzen sehr heftig, so greift man zum Morphium, dem man passend eine kleine Menge Atropin zusetzt. Wenn auch das Morphium nach den Untersuchungen Riegels[44]) die Sekretion etwas erhöht, so erreicht man durch eine Morphiuminjektion doch viel leichter die absolute Ruhigstellung des Patienten und kann durch den Atropinzusatz die sekretionsanregende Wirkung des Morphiums paralysieren. Man verschreibt:

  Rp. Morph. mur.   0,1,
    Atropin. sulf.   0,01,
    Aqu. dest.    10,0.
  MDS. täglich 1 Pravazsche Spritze.

Statt des Morphiums verwende ich mit Vorliebe das Papaverinum hydrochloricum Merck in Verbindung mit Atropinum sulphuricum nach folgender Formel:

  Papaverin. hydrochl. 0,05,
  Atropin. sulf.    0,005.

Diese Mischung wird von der Firma Kremel nach meinen Angaben in sterilisierten Tuben unter dem Namen Atropapaverin hergestellt. Die Injektionen rufen leichtes Brennen hervor und sollen täglich 1 bis 2 Injektionen von je $^1/_2$ Pravazschen Spritze subcutan verabfolgt werden.

Das Papaverin hat die Eigenschaft, den Pylorospasmus aufzuheben, so daß eine raschere Entleerung des Magens stattfindet. Gleichzeitig wirkt das Atropin sekretionsbeschränkend, so daß die obige Kombination 2 Indikationen erfüllt.

Auch das Codëinum phosphor. 0,03 bis 0,05 subcutan oder in Form von Suppositorien mit Extr. Belladonnae (0,01 bis 0,02) wirkt schmerzstillend.

Besteht infolge der starken Blutung direkte Lebensgefahr, so greift man zu subcutaner oder intravenöser Kochsalzinfusion. Wegen der schnellen Ausführbarkeit wird man wohl fast stets zur subcutanen Einverleibung der 0,6 proz. warmen Kochsalzlösung schreiten.

Am 2. Tag nach der Blutung beginnt man die Ernährung mit Einverleibueg von Nährklystieren. Der Wert der Nährklysmen ist nach den Untersuchungen von v. Mehring außerordentlich gering. v. Mehring ließ seinen Schüler Zehmisch nach 24 Stunden Fasten binnen 3 Tagen 6 Nährklysmen nehmen, wobei ein Gewichtsverlust von $2^1/_2$ kg stattfand. Die Stoffwechselanalyse ergab, daß von 84 g Eiweiß nur 12 g (= 15 Proz. bei rectal verabreichten 12 Eiern), daß von 74 g Fett nur 4 g (9,5 Proz.) aufgesogen worden waren, während von den Kohlenhydraten 66 Proz. resorbiert wurden. Eine Fett-Eiweiß-Ernährung vom Mastdarm aus mit Eigelb, Milch oder Fleischsaft hat mithin einen nur verschwindenden Wert, und Kohlenhydrate allein sind nicht imstande, den Kräfteverfall aufzuhalten. Ich habe daher den Eindruck, daß der Wert der Nährklysmen ausschließlich in der Zufuhr von Flüssigkeiten besteht und bin von der Verwendung der sogenannten Nährklysmen vollständig zurückgekommen. Außer der Wertlosigkeit der zahlreichen Kombinationen der Nährklysmen bringt diese Art der Ernährung für den Patienten derartige Unbequemlichkeiten und selbst Gefahren mit sich, daß mit den Nährklysmen endlich vollständig gebrochen werden sollte. Ich selbst verwende seit Jahren ausschließlich behufs Zufuhr einer genügenden Flüssigkeitsmenge das sogenannte Tröpfchenklysma. Dasselbe besteht darin, daß man aus dem Irrigator tropfenweise physiologische Kochsalzlösung in das Rectum einlaufen läßt. Auf diese Weise resorbiert das Rectum mit Leichtigkeit $1^1/_2$ bis 2 Liter pro Tag, ohne daß der Patient die geringste unangenehme Empfindung verspürt. Das tropfenweise Einlaufen wird durch eine am Irrigatorschlauch befestigte Klemmenschraube bewirkt. Damit man das tatsächliche tropfenweise Fließen der Flüssigkeit auch sehen kann, ist es zweckmäßig, im Verlaufe des Schlauches eine sogenannte Tropfkugel (erhältlich bei Woitaček, Wien, IX. Frankgasse 10) einzuschalten. Man kann dann den Tropfenfall bequem in der Glaskugel beobachten und mittels der Klemmschraube regulieren. Als Zusatz zu der einzuflößenden Flüssigkeit verwende ich mit Vorliebe 30 bis 50 Tropfen Adrenalin und 2 Eßlöffel in Wasser gelöster Fortose.

Während der rectalen Ernährung sorge man für eine besonders exakte Reinigung der Mundhöhle. Reichmann[45]) fand, wie oben erwähnt, in einigen Fällen das Auftreten einer Parotitis, die durch Anhäufung von eitererregenden Bakterien in der Mundhöhle entstanden war. Er empfiehlt deshalb eine mechanische Reinigung des Mundes mit einer 4 proz. Borsäurelösung. Fenwick[46]) läßt zur Vermeidung der Parotitis an einem Gummisauger saugen; er hat festgestellt, daß hierdurch die Mundhöhle dauernd feucht und rein bleibt.

Am 6. bis 8. Tage nach der Blutung wird mit der eigentlichen Ulcuskur begonnen, wobei folgende Forderungen in diätetischer Hinsicht aufgestellt werden müssen:

1. Die Kost muß reizlos sein und jede Vermehrung der Magensaftsekretion verhindern.

2. Jede mechanische Irritation des Geschwürgrundes durch zugeführte Speisen muß vermieden werden.

3. Die Überdehnung des Magens durch eine zu voluminöse Kost muß hintangehalten werden, da nur durch das Aneinanderlegen der Geschwürsränder die Verheilung angebahnt wird.

Es ist das große Verdienst von Leube[47]) und Ziemßen[48]), die Wichtigkeit dieser drei Forderungen erkannt und darauf basierend ihre Ulcustherapie eingerichtet zu haben. Hierbei sei des historischen Interesses wegen mitgeteilt, daß Leube den diätetischen Teil und Ziemßen die Behandlung mit Karlsbader Wasser beim Ulcus ventriculi angegeben hat. Die Vorschriften Leubes (1876) lauten: Der Kranke liegt im Bett und nimmt heiße Breiumschläge. Die ersten Tage werden Karlsbader Salz gereicht. Die Diät besteht im Anfang aus Fleischsolution mit Liebigs Fleischextrakt und etwas Milch. Nach 14 Tagen geht man zu leichter Diät über (Taube, Huhn, Kartoffelpüree, Semmel usw.) und nach weiteren 8 Tagen zur gröberen Nahrung.

Ziemßens (1871) diätetische Vorschriften sind viel freier und vom Standpunkt der heutigen Magenphysiologie nicht mehr aufrecht zu erhalten. Seine Vorschriften lauten:

Früh: 1 Schoppen Milch oder Milchkaffee mit Weißbrot.

$10^1/_2$ Uhr: Kalter Braten (Kalb, Huhn) mit Weißbrot, oder roher Schinken, 1 Glas französischer Rotwein.

1 Uhr: Fleischsuppe oder Milchsuppe, Braten (Kalb, Huhn) Kartoffelbrei, 1 Glas Rotwein.

4 Uhr: $^1/_2$ Seidel Milch mit Weißbrot.

7 Uhr: Milchspeise oder Milch, kalter Braten mit Weißbrot.

Vergleicht man mit dieser Diät die Resultate der Pawlow-Untersuchungen über die Magensaftsekretion, so sieht man, daß Leube-Ziemßen direkte Safterreger für die Ulcusdiät empfehlen. Pawlow hat nachgewiesen, daß Fleischbrühe, Fleischsaft und Lösungen von Fleischextrakt ebenso wie Alkohol und Kaffee eine energische Anregung der Magensaftsekretion bewirken. Es werden diese Nahrungsmittel deshalb unbedingt aus der Ulcusdiät zu streichen sein.

Senator[49]) hat in jüngster Zeit eine fettreiche Diät bei der Behandlung des Ulcus ventriculi empfohlen, von der richtigen Voraussetzung ausgehend, daß wir in dem Fett das beste Mittel besitzen, um die Magensaftsekretion in Schranken zu halten (Pawlow, Akimow-Peretz, Strauß, Zweig u. a.). Senator gibt deshalb seinen Kranken frische Butter und Sahne in kleinen Mengen selbst unmittelbar nach einer Blutung, so daß selbst empfindliche Personen in schweren Fällen es auf 30 g Butter und $1/4$ l Sahne innerhalb 24 Stunden bringen. Wenn die Butter in gewöhnlichem Zustande ungern genommen wird, so gelingt es manchmal, sie in gefrorenen Kügelchen schlucken zu lassen. Ebenso nehmen viele die Sahne lieber, wenn sie mit oder ohne Zucker zu Schnee geschlagen und auf Eis gehalten wird, als sogenannte „Schlagsahne". Statt der Butter kann man Emulsio amygdalarum geben, eines der wohlschmeckendsten Nahrungsmittel, das der Sahne an Nährwert gleichkommt, aber reicher an Stickstoff ist. Außerdem empfiehlt Senator zur Ernährung der Ulcuskranken das Glutin oder den Leim, der mit einem hohen Nährwerte gerinnungsfördernde und blutstillende Eigenschaften verbindet. Er gibt den Leim in Form eines Decoctum gelatine albae puriss. oder andere Zubereitungsweisen, z. B. aus Kalbsfüßen oder Huhn dargestellten (Hühnergelee, Essence of Beef Brands), sowie die aus Hausenblase (Ichthyocolla) bereiteten Gallerten mit Zusätzen von Zucker oder Fruchtsäften, Milchgelees aus Milch, Zucker, Gelatine, Zitronensaft u. dgl.

Diese Vorschriften Senators sind sowohl vom Standpunkte der Physiologie der Verdauung, als auch vom rein klinischen Standpunkt aus vollkommen einwandfrei und besitzen den besonderen Wert der Empfehlung von Fetten und Leimsubstanzen. Hierbei wird das schwere Problem einer ausreichenden Ernährung bei geringem Volumen und reizloser Beschaffenheit in glücklichster Form gelöst. Ich habe die Vorschriften Senators in zahlreichen Fällen mit allerbestem Erfolge ausgeführt, wenn auch die Zufuhr von einer genügend großen Menge Butter häufig an dem Widerwillen der Kranken gescheitert ist. Ich empfehle eher die Butter in warmen Getränken (Hygiama, Kakao usw.) zergehen zu lassen, da der Genuß von Butter ohne Semmel oder Zwieback oft schwierig ausführbar ist, die Butter in gefrorenem Zustand fast stets refüsiert wurde.

Lenhartz[50]) erhob gegen die Leube-Ziemßensche Kur gewisse Bedenken und machte geltend, daß durch dieselbe der Ernährungszustand leidet, die Anämie des Patienten sich steigert und hierdurch die Bedingungen für die Ausheilung des Geschwüres sich verschlechtern. Er verabfolgt deshalb gleich von vornherein eine sehr eiweißreiche Diät, um jede Unterernährung zu verhindern und gleichzeitig die Superacidität zu bekämpfen. Sein Behandlungsplan besteht in folgendem:

Am Tage der Magenblutung bekommen die Kranken löffelweise geeiste Milch (200 bis 300 ccm), 1 bis 3 geschlagene frische Eidotter in den ersten 24 Stunden. Am 2. Tag nach der Blutung wird das ganze rohe und auf Eis gekühlte Ei geschlagen schluckweise gegeben. Die Menge der Milch wird täglich um ca. 100 ccm gesteigert und täglich 1 Ei mehr zugelegt, so daß am Ende der ersten Woche 800 ccm Milch und 6 bis 8 Eier täglich eingenommen werden. Auch in der folgenden Zeit wird nicht mehr als 1 l Milch gegeben, um eine Überdehnung des Magens zu verhindern. Vom 3. bis 8. Tag nach der letzten Blutung wird fein geschabtes, rohes Rindfleisch gegeben, 1 bis 2 Tage lang 35 g pro Tag in mehreren kleinen Portionen mit dem Ei verrührt, dann 70 g und allmählich steigend mehr. Nach Ablauf von zwei Wochen vertragen die Kranken den jetzt gereichten, gut durchgekochten Reis- oder Grießbrei und eingeweichten Zwieback neben der fortgeführten Eiweißkost und nach 3 bis 4 Wochen bereits eine ausreichend gemischte Kost, die in der Regel gut durchgewiegt sein muß. Das Fleisch wird nicht mehr roh, sondern leicht angebraten oder gut gekocht genossen, und von den Gemüsen werden die blähenden und die Hülsenfrüchte strenge vermieden.

Ich habe diese Lenhartzsche Diät genauer geschildert, da sie einen enormen Fortschritt in der Ulcustherapie bedeutet und den besonderen Vorteil besitzt, uns von der bis dahin allgemein herrschenden Schablone der Milchdiät befreit zu haben. So sehr ich die sofortige Nahrungszufuhr post haematemesin im Sinne Lenhartz' aus den oben angeführten Gründen perhorresziere, so schätzenswert erscheinen mir für den weiteren Verlauf der Ulcusbehandlung die Vorschriften Lenhartz'.

In der folgenden Tabelle läßt sich die Lenhartzsche Diät übersichtlich darstellen.

Tabelle.
**Diät bei Ulcus ventriculi nach Lenhartz.**

| | Tage nach der letzten Hämatenosis | | | | | | | | | | | | | |
|---|---|---|---|---|---|---|---|---|---|---|---|---|---|---|
| | 1 | 2 | 3 | 4 | 5 | 6 | 7 | 8 | 9 | 10 | 11 | 12 | 13 | 14 |
| Eier . . . . geschlagen höchstens 8 | 2 | 3 | 4 | 5 | 6 | 7 | 8 | 8 4 geschl. 4 gek. | 8 | 8 | 8 | 8 | 8 | 8 |
| Zucker zum Ei . | — | — | 20 | 20 | 30 | 30 | 40 | 40 | 50 | 50 | 50 | 50 | 50 | 50 |
| Milch, geeist, löffelweise . | 200 | 300 | 400 | 500 | 600 | 700 | 800 | 900 | 1000 | 1000 | 1000 | 1000 | 1010 | 1000 |
| Roh Hackfleisch | — | — | — | — | — | 35 | 35 | 2× 35 | 2× 35 | 2× 35 | 2× 35 | 2× 35 | 2× 35 | 2× 35 |
| Milchreis . . . | — | — | — | — | — | — | 100 | 100 | 200 | 200 | 300 | 300 | 300 | 1100 |
| Weißbrot (Zwieback) g | — | — | — | — | — | — | 20 | 40 | 40 | 60 | 60 | 60 | 80 | 100 |
| Rohschinken g | — | — | — | — | — | — | — | — | 50 | 50 | 50 | 50 | 50 | 50 |
| Butter . . . g | — | — | — | — | — | — | — | — | 20 | 40 | 40 | 40 | 40 | 40 |
| Calorien . . . | 280 | 420 | 637 | 777 | 955 | 1135 | 1588 | 1721 | 2138 | 2478 | 2941 | 2941 | 3007 | 3073 |

Ich finde als unbedingten Nachteil der Lenhartzschen Verordnungen die große Anzahl von Eiern (8 Stück pro Tag), die selten ohne großen Widerwillen in dieser Menge genossen werden; ebenso perhorresziere ich das rohe Hackfleisch, da es die Acidität erhöht, widerlich schmeckt und oft zur Entwickelung von Tänien führt. Auch den Rohschinken vermeide ich lieber vollkommen, da auch dieser die Acidität steigert. Dagegen fehlen bei Lenhartz vollkommen die so wichtige Sahne und genügend große Butterquantitäten; ich gebe gleich zu Beginn der Kur 40 bis 60 g Butter und steige mit Leichtigkeit auf 250 g pro Tag.

Ich sehe dafür aber in der Lenhartzschen Diät nicht bloß den Vorteil einer besseren kräftigeren Ernährung, sondern vor allem das zielbewußte Streben, einer Überdehnung des Magens durch eine zu große Flüssigkeitszufuhr entgegen zu wirken, sowie durch abwechslungsreichere Diät dem Widerwillen der Patienten gegen die Milchnahrung zu begegnen.

Wir waren früher gewohnt, bei reiner Milchdiät durch ca. 14 Tage dem Kranken täglich $2^1/_2$ bis 3 l Milch zuzuführen, um selbst bei strengster Bettruhe seinem Calorienbedürfnis zu genügen. Hierdurch wurde eine Überdehnung des Magens in vielen Fällen hervorgerufen, als deren Konsequenz eine nur ungenügende Verheilung des Geschwüres und häufig atonische Zustände des Magens zurückblieben. Auch die groben Caseinflocken der geronnenen Milch übten häufig einen mechanischen Reiz auf den Geschwürgrund aus, es kam zum Pylorospasmus mit Erbrechen, es trat häufig Widerwillen gegen die Milch ein, so daß oft mitten in der Behandlung der Milchgenuß sistiert werden mußte — allerdings meist zum Heile der Kranken.

Es ist deshalb der Vorschlag Lenhartz', das Milchquantum bis auf 1 l täglich zu reduzieren, wärmstens zu begrüßen. Ich selbst beginne mit 200 ccm Milch täglich und steigere die Milchquantität allmählich bis auf 600 ccm, wobei die Milch mit Sahne in steigender Quantität gemengt wird, so daß nach Ablauf der ersten Woche je 300 ccm Milch und Sahne gereicht werden. Außerdem vermeide ich die grobe Gerinnung der Milch, indem ich sie stets mit Pegnin versetze. Pegnin ist ein aus dem Schweinemagen dargestelltes Labpräparat und bewirkt, zur Milch hinzugesetzt (1 Löffel auf 1 l Milch), sofortige Gerinnung derselben. Durch Schütteln des Koagulums zerfällt das Gerinnsel in sehr feine Partikelchen und die Milch hat ihre Gerinnbarkeit im Magen verloren, ohne daß ihr Geschmack besonders leidet. Diese durch Pegnin vorbehandelte Milch eignet sich in hohem Grade für die Ulcustherapie.

In Anbetracht des Bedürfnisses nach leicht assimilierbarem Eisen empfiehlt Clemm[51]) bei den durch Blutung geschwächten Patienten die Verabreichung von Waldbeeren in Form von Erdbeerrahmeis. Die peinlichst abgelesenen Erd-, Heidel-, Him- oder Brombeeren werden mit säurehemmendem Traubenzucker gesüßt; in gelinder Wärme wird der Saft ausgelaugt und mit süßem Rahm innig gemischt, in der Gefriermaschine erstarren gelassen. Löffelweise sorgfältiges Genießen dieses nahrhaften Gefrorenen wirkt blutstillend durch den Kalkgehalt der Beeren und der Milch, sowie contractionsbefördernd durch seine Kälte, säurehemmend und leicht abführend. Ich vermiß nur sehr ungern bei der Ulcusdiät dieses schmackhafte, erfrischende und nahrhafte Fruchteis.

Ich habe die Lenhartzsche Diät in zahlreichen Fällen von Magenblutung angewendet und konnte mich nicht davon überzeugen, daß durch diese forcierte Ernährung der Heilungsprozeß wesentlich beschleunigt wird. Mehrere Mißerfolge in Form von sich wiederholenden Magenblutungen haben mich dazu bewogen, in den ersten Tagen nach einer Magenblutung das alte Leube-Ziemßensche Regime der absoluten Nahrungskarenz beizubehalten und erst nach Sistierung der Blutung eine forciertere Ernährung anzuordnen.

## Die Therapie des nichtblutenden Magengeschwüres (das chronische Magengeschwür).

### a) Die diätetische Therapie.

Wenn 8 Tage nach der Blutung vergangen sind, so beginnt man mit der von Leube-Ziemßen inaugurierten Ulcuskur, die in chronischen Fällen von vornherein als souveräne Methode der Ulcusbehandlung einzuleiten ist. Wenn auch die glänzenden Erfolge dieser Kur außer Frage stehen, so haben wir doch durch die Arbeiten von Lenhartz, Senator usw. gelernt, daß wir ohne Schädigung des Patienten seine Ernährung verbessern können, wodurch die Heilung entschieden beschleunigt wird. Ich bin daher von dem starren Festhalten an den Leubeschen Verordnungen etwas abgekommen und schildere im folgenden das von mir eingeschlagene Verfahren, das sich in vielen hunderten Fällen vorzüglich bewährt hat.

Auch bei der Behandlung des chronischen Ulcus ist absolute Bettruhe unbedingt einzuhalten. Die Ruhekur umfaßt 4 bis 6 Wochen und wird in folgender Weise ausgeführt:

### 1. Woche.

Die Hauptnahrung der ersten Woche bildet die Milch. Der Vorteil der Milch liegt in ihrer vollkommenen Reizlosigkeit und in dem Umstande, daß sie einerseits viel Säure bindet und durch ihre Kochsalzarmut die Säuresekretion herabsetzt. Man verordnet, gekochte Vollmilch lauwarm oder kühl zu nehmen, weder heiße noch zu kalte Milch ist zu gestatten. Die an der Oberfläche der Milch sich bildende Haut ist vor dem Genusse zu entfernen. Anfangs gebe ich bloß reine Vollmilch, nach einigen Tagen erhöhe ich den Nährwert der Milch durch Vermischen derselben mit Sahne. Ich gebe anfänglich pro Tag 1000 g Milch, am 3. Tag: 800 g Milch + 200 g Sahne, am 6. Tag 600 g Milch + 300 g Sahne am 10. Tag 200 g Milch + 800 g Sahne, am 14. Tage 1000 g Sahne.

Bekommt der Patient nach dem Milchgenuß Diarrhöe, so empfiehlt sich ein Zusatz von aqua calcis ($1/_3$ Kalkwasser und $2/_3$ Milch). Die größte auf einmal gereichte Milchmenge beträgt anfangs 100 g. Nur langsam steigert man die Quantität, ohne aber je mehr als 250 g auf einmal zu verabfolgen.

Um das Calorienbedürfnis des zu Bett liegenden Patienten zu befriedigen, wären 3 Liter Milch pro Tag nötig (2100 Calorien). Diese

Menge Flüssigkeit kann und darf der Patient nicht zu sich nehmen. Die starke Ausdehnung, die der Magen durch eine so große Quantität Flüssigkeit erfährt, würde zu einer Reizung ev. Blutung des Geschwüres führen. Man erhöht deshalb den Calorienwert der Nahrung durch Darreichung von Milchmehlsuppen (1 bis 2 Eßlöffel auf 250 g Milch). Als Zusatz eignen sich: Tapioka, Reis, Maizena, Löfflundsches Kindermehl usw.

Außerdem erhöht man den Eiweißwert der Milch durch Zusatz von Sanatogen (30—40 g pro Tag), Plasmon, Hygiama, Leube-Rosenthal-Fleischsolution usw. Auch flüssige Somatose ist für diesen Zweck zu empfehlen. Die Gesamtmenge der täglich verabreichten Milch soll nie mehr als 1 Liter betragen.

Außerdem gebe ich bei Neigung zu Blutungen 2 mal täglich je 50 g Hühnergelee, sowie rohes Eigelb. Ich gehe dabei in der Weise vor, daß ich täglich um 1 Eigelb steigere, bis am Ende der ersten Woche 5 Eigelb genommen werden. Das Eigelb wird entweder im Glas mit Zucker verrührt gereicht oder mit der Milch vermengt.

Es gibt eine ganze Reihe von Fällen, die die Milch in keiner Weise vertragen, Übelkeiten, Blähungen usw. bekommen, so daß man genötigt ist in solchen Fällen eine **Ulcuskur ohne den Genuß von Milch** auszuführen. Ich verordne dann täglich 3 mal je 100 g **Hafermehlsuppe**, die in folgender Weise zubereitet wird: Zu $^1/_4$ Liter Hühnerbouillon werden 20 g Hafermehl, 40 g Butter und 1 Eigelb verrührt. Außerdem gebe ich **rohes Eigelb** (1 bis 5 Stück täglich), **Hygiama** in Wasser, sowie **Sanatogen mit Aroma** (3 mal täglich 10 g) in Zuckerwasser aufgelöst. Durch eine derartige Zusammensetzung der Kost, kann man auch ohne Milch das Nahrungsbedürfnis des Patienten in der ersten Woche vollständig erfüllen.

Zur Stillung des Durstes verwendet man mit gutem Erfolge das **Eiweißwasser**. Das Weiße eines Eies wird in 200 ccm frischen oder gekochten Wassers sorfältig verrührt und mit 4 Teelöffel Zucker versetzt.

Von Mineralwässern passen vorzüglich die zahlreichen Säuerlinge, namentlich die wenig kohlensäurehaltigen: Vichy, Biliner, Krondorfer, Fachinger, Salvator usw.

In folgendem gebe ich in 2 Tabellen das Diätschema für die erste Woche der Ulcusbehandlung bei Milchnahrung und bei Intoleranz gegen Milch:

### Milchdiät der ersten Woche.

| | | |
|---|---|---|
| 8 Uhr früh | 200 ccm Milch. | |
| 10 „ vorm. | 50 g Hühnergelee und 100 ccm Milch. | |
| 12 „ mittags | 200 g Hafermehlsuppe und 1 Eigelb. | |
| 2 „ nachm. | 200 ccm Milch. | |
| 4 „ „ | 200 „ „ | |
| 5 „ „ | 50 g Hühnergelee. | |
| 7 „ abends | 200 g Hafermehlsuppe und 100 ccm Milch. | |
| 9 „ „ | 200 ccm Milch. | |

Ulcuskur der ersten Woche mit milchfreier Nahrung.

| | | |
|---|---|---|
| 7 Uhr früh | | 200 g Hygiama in Wasser. |
| 9 „ „ | | 1 Eigelb mit Zucker. |
| 11 „ vorm. | | 200 g Hafermehlsuppe und 1 Eigelb. |
| 1 „ mittags | | 50 g Hühnergelee und Sanatogen (10 g Sanatogen in 100 g Zuckerwasser gelöst). |
| 3 „ nachm. | | 200 g Hafermehlsuppe. |
| 5 „ „ | | 200 g Hygiama in Wasser. |
| 6 „ „ | | 1 Eigelb. |
| 8 „ abends | | 200 g Hafermehlsuppe. |
| 9 „ „ | | 50 g Hühnergelee. |

## 2. Woche.

Die Diät bleibt die gleiche wie in der ersten Woche, nur werden Zwieback und Butter zugelegt. In den ersten Tagen wird der Zwieback in der Milch aufgekocht, später als solcher zur Milch gegeben, und zwar beginnt man mit 2 Zwiebacken und steigt täglich um 1 Stück, bis man am Ende der 2. Woche 5 Stück Zwieback erlaubt. Als beste Sorten von Zwieback empfehle ich den Friedrichsdorfer Zwieback und Breakfast-Toast von Huntley u. Palmers. Die Butter spielt bei der Ernährung des Ulcuskranken eine große Rolle, da wir mit Leichtigkeit durch Butterzufuhr das Calorienbedürfnis des Patienten erfüllen können. Man kann nach der Empfehlung Senators die Butter in Form von gefrorenen Butterkügelchen schlucken lassen oder man steigert die Butterquantitäten der Hafermehlsuppe oder läßt die Butter gleichzeitig mit Eigelb verzehren. Wenn der Zwieback ohne Schmerzen vertragen wird, dann kann man eine große Quantität Butter auch auf dem Zwieback aufgestrichen verabfolgen.

## 3. Woche.

Wenn sowohl die spontanen als auch die Schmerzen auf Fingerdruck aufgehört haben, dann beginnt man mit der Fleischnahrung. Man gibt am 1. Tage einmal 100 g ganz fein gehacktes Fleisch von gekochtem Huhn, Taube, Kalbshirn, Kalbsbries (Kalbsmilch). Die Zubereitung des Kalbshirns und Bries geschieht in der Weise, daß die Drüsen- resp. Hirnmasse aus den Bindegewebsscheiden sorgfältig herausgeschält werden und alsdann in frischer Butter gedünstet oder in einer Fleischbrühe als Suppeneinlage gegeben wird. Das Fleisch (Huhn, Kalbfleisch usw.) wird fein passiert in einer Hühnerbouillon gereicht. Ich bevorzuge in den ersten Wochen der Ulcuskur eine möglichst chlorarme Nahrung und erlaube deshalb die Anwendung des Kochsalzes zu den Speisen nur in ganz minimalen Quantitäten. Wir verdanken Strauß und Leva[52]) eine tabellarische Übersicht des Kochsalzgehaltes der Nahrungsmittel. Der Kochsalzgehalt der Milch beträgt 0,15 Proz., ungesalzene Butter 0,02 bis 0,0 Proz. Margarine 2,15 (deshalb in der Küche des Ulcuskranken streng zu vermeiden). Gervais 0,13, Eigelb 0,009, während das Eiweiß des Eies einen bedeutend höheren Kochsalzgehalt hat (0,31). Caviar verbiete ich vollständig, da sein Kochsalzgehalt 3,03 bis 6,18 beträgt. Der Kochsalzgehalt des Kalbshirnes ist 0,29, Süßwasserfisch 0,06, Schinken 1,85 bis 7,50 (deshalb bei Ulcuskranken streng zu vermeiden). Die Eiweißpräparate zeigen einen mäßigen Kochsalzgehalt. Plasmon 0,21, Sanatogen 0,42, Somatose 0,66 Proz. Wenn auch der Kochsalzgehalt der meisten Rohmaterialien ein nicht übermäßig hoher ist, so wird derselbe für die Therapie bedenklich, durch die Zubereitung der tischfertigen Speisen. In erster Linie gilt dies vom Brot. Es empfiehlt sich, beim Bäcker ein salzfreies Brot eigens zu bestellen und es läßt sich der etwas fade Geschmack dadurch bis zu einem gewissen Grade verdecken, daß man das Brot mit passierter Marmelade, Gervais-Käse oder mit Ei belegt.

Von Suppen werden am besten Bouillon und Bouillonsuppen vermieden, vorteilhafter sind Fruchtsuppen. Dieselben können von den verschiedensten Obstsorten hergestellt werden, indem man das betreffende Obst in Wasser gar kocht, dann durch ein Sieb streicht und mit einer Mehlart bündig macht. Ein Zusatz von Zucker, eventuell auch von Zitronensaft kann je nach Geschmack dazu gegeben werden. So können beispielsweise Stachelbeer-, Himbeer-, Erdbeer-, Pflaumensuppen und andere bereitet werden.

Die Milch- und Sahnesuppe wird hergestellt, indem Milch oder Sahne oder Milch und Sahne zusammen zum Kochen gebracht werden und mit einer Mehlsorte, Gries, Sago oder Reis verdickt werden. Man rechnet auf 1 Liter Milch etwa 10 g Mehl. Auch kann die Suppe mit Eigelb legiert werden und durch Zufügung von Zucker der Geschmack gebessert werden. Auch können passierte Früchte, wie Erdbeeren, Kirschen usw. oder auch Eierschnee und ähnliches eingelegt werden.

### 4. Woche.

Von Fleischsorten wird zugefügt:

Lachsschinken . . . . 100 g fein gehackt
Rebhuhn . . . . . . . 1 Stück fein gehackt
Reh . . . . . . . . . 100 g fein gehackt
Kalbfleisch . . . . . 100 g

Fische: Seezunge, Zander, Schill, Forelle je 50 g in Wasser gesotten mit Butter.

Gemüse: Gemüse müssen in Püreeform verabfolgt werden. Es gibt eine Reihe von Gemüsen, so z. B. grüne Erbsen, gelbe Rüben, Spinat, die sich mit Sahne süß oder mit einer geringen Menge von Salz zubereiten lassen. Zur größeren Abwechslung ist es empfehlenswert, dem Patienten eine möglichst große Anzahl von Püreegemüsen zu geben. Es eignen sich insbesondere Spinat, Kochsalat, grüne Erbsen, gelbe Rüben, Fisolen, Bohnen, Maronen, Schwarzwurzeln und Zichorie als Gemüse, die leicht in Püreeform überführt werden können.

Kompott wird in Mengen von je 50 g in Püreeform dargereicht. Es eignen sich für diesen Zweck besonders Apfelmus, Pflaumenmus, Marillenmus. In manchen Fällen muß man von der Darreichung der Kompotte absehen, da hierdurch die Acidität gesteigert wird.

### Ulcuskur nach Zweig.
#### Erste Woche (Tag).

|  | 1 | 2 | 3 | 4 | 5 | 6 | 7 | Anmerkung |
|---|---|---|---|---|---|---|---|---|
| Milch . . . . . . . g | 1000 | 1000 | 800 | 800 | 800 | 600 | 600 | Bei Abneigung gegen Milch 4 mal tägl. 200 g Schleimsuppe+40gButter. |
| Sahne . . . . . . . g | — | — | 200 | 200 | 200 | 400 | 400 | |
| Eigelb + 10 g Zucker g | 1 | 2 | 3 | 4 | 5 | 5 | 5 | |
| Hühnergelee . . . . g | 50 | 50 | 50 | 100 | 100 | 100 | 100 | |
| Sanatogen . . . . . g | 30 | 30 | 30 | 30 | 30 | 30 | 30 | |
| Hygiama . . . . g | 20 | 20 | 20 | 20 | 20 | 20 | 20 | |
| Calorien ca . . . . g | 980 | 1020 | 1370 | 1500 | 1500 | 1900 | 1900 | |

#### Zweite bis vierte Woche.

|  | 8 | 9 | 10 | 11 | 12 | 13 | 14 | Anmerkung |
|---|---|---|---|---|---|---|---|---|
| Milch . . . . . . . g | 600 | 600 | 200 | 200 | 200 | 200 | — | In der 3. Woche Zulage von 100 g fachiertes Huhn oder Kalbsbraten. |
| Sahne . . . . . . . g | 400 | 400 | 800 | 800 | 800 | 800 | 1000 | |
| Eigelb + 10 g Zucker g | 5 | 5 | 5 | 5 | 5 | 5 | 5 | |
| Zwieback . . . . . g | 20 | 30 | 40 | 50 | 60 | 60 | 60 | |
| Butter . . . . . . g | 20 | 30 | 40 | 50 | 60 | 60 | 60 | In der 4. Woche Zulage von 100 g Gemüsepüree + 30 g Butter. |
| Hühnergelee . . . . g | 100 | 100 | 100 | 100 | 100 | 100 | 100 | |
| Sanatogen ⎫ . . . g Hygiama ⎭ | 50 | 50 | 50 | 50 | 50 | 50 | 50 | |
| Calorien . . . . . g | 2020 | 2050 | 2880 | 3000 | 3140 | 3140 | 3500 | |

### 5. Woche.

Es wird zugelegt Mehlspeise und zwar Auflauf und Omelette, sowie Cremes. Die Cremes gehören zu den erfrischendsten und zugleich nahrhaftesten Süßspeisen. Besonders empfehlenswert ist die Schokoladecreme und Hygiamacreme. Auch Gelee läßt sich in der 5. Woche in verschiedenen Formen verabreichen, z. B. Kakaogelee. Man verwendet hierzu die Gelatine, indem man 10 Blatt bis 15 g auf 1 Liter Flüssigkeit berechnet. Die Gelatine wird mit der Schere in ein Sieb klein geschnitten, mit kaltem Wasser gewaschen, ganz aufgelöst und durch ein Sieb zu den Speisen gegeben. Auf diese Weise kann man Kakaogelee in der Weise zubereiten, daß man zu dem trinkfertigen Kakao 200 g gelöste Gelatine und 3 g Zucker hinzufügt. Empfehlenswert ist auch Kakaogelee mit Mandelmilch (30 g Kakao mit 50 g Wasser aufgekocht, 3 g Gelatine aufgelöst, etwas versüßt, 125 g Mandelmilch dazugeben, in ein geeignetes Glas füllen und kalt stellen, bis zum Erstarren rühren).

Fruchtgelees lassen sich von allen vorkommenden Früchten herstellen. Z. B. Apfelgelee (Apfelsaft gekocht von 300 g Äpfeln mit Wasser, auf 200 g eingedickt, 3 g Gelatine und den nötigen Zucker hinzufügen. Äpfel ungeschält zerschnitten, weich kochen, so daß auf Sieb gegeben 200 g Saft abfließen. Die eingeweichte und ausgedrückte Gelatine wird mit dem heißen Fruchtsaft übergossen, Zucker und Gelatine hinzugefügt, durch ein feines Sieb gedrückt am besten gleich in das zum Gebrauche bestimmte Gefäß). In der Weise stellt man sämtliche Fruchtgelees her. Weiches Beerenobst kocht man nur einmal auf, Kernobst kocht man mit Wasser auf, doch kann man viele Früchte roh verwenden, z. B. Erdbeeren, Kirschen, Ananas, Bananen, Heidelbeeren, Pfirsiche, Orangen, Weintrauben. Preßt man den Saft aus den rohen Früchten, so mischt man denselben mit der Gelatine folgendermaßen: Die Gelatine wird vorbereitet, mit einem kleinen Teile des Saftes an einer heißen Herdstelle aufgelöst, Zucker hierin gelöst, mit dem übrigen Saft vermischt, das Ganze durch ein Sieb gepreßt.

Eier: Die Eier werden entweder als weich gekochte Eier oder als Spiegeleier dargereicht.

Omelette française (aus 2 Eiern, 10 g Butter, 12 g Süßrahm bereitet). Das Eigelb, Rahm und eine Spur Salz werden schaumig gerührt, Eiweiß zu steifem Schnee geschlagen, beide vermischt und sofort in der Pfanne mit wenig Butter hellgelb gebacken. Man bäckt diese Omelette auf einer Seite, indem man mit der Schaufel darin hin und her rührt, bis die Masse nicht mehr flüssig und unten leicht gelb ist. Die Omelette wird zur Hälfte zusammengelegt und gleich serviert. Diese Omelette kann man durch verschiedene Zutaten verändern, z. B. Spinat-Omeletten mit Spinat (100 g), Tomaten-Omeletten mit Tomatenpüree (150 g). Schaum-Omelette (Eigelb von 2 Eiern wird mit 15 g Zucker sehr schaumig gerührt, der steife Eierschnee wird hinzugegeben, in der Pfanne auf einer Seite gebacken und zusammengeklappt serviert.

Rührei. Rührei mit Spinat, mit Fleischhachee, mit Hirn, mit Kalbsmilch, mit Fischen gekocht, sind nahrhafte und abwechselungsreiche Gerichte.

Das Weißbrot wird in Form von gebähter Semmel (Toast) dargereicht oder in Form von diversen speziell für Magenkranke zubereiteten Diätgebäcken. Als solche eignen sich außer dem schon erwähnten Friedrichsdorfer Zwieback und Breakfast-Toast noch Biskuit (Anglo swith Biskuitfabrik Winterthur), Plasmonzwieback Plasmongesellschaft), Eucasincakes (Eiweißcakes, Rademann).

Von Getränken sind schwarzer Tee, Kaffee, alkoholische Getränke und alle sehr kalten Getränke zu verbieten. Am besten eignen sich Kakao, Lahmanns Nährsalzkakao, Hygiamakakao, sowie Mandelmilch. Die Mandelmilch besitzt einen relativ hohen Nährwert und hat ungefähr denselben Eiweißwert, aber höheren Saftgehalt wie die Kuhmilch, bei geringerem Gehalt an Kohlenhydraten und Salzen. Der fundamentale Unterschied zwischen Mandelmilch und Kuhmilch liegt in der bedeutend feineren Auflockerung des vegetabilischen Eiweiß der Mandelmilch im Magen, so daß die Mandelmilch für die Ernährung der Magengeschwürkranken von hoher Bedeutung ist. Die Mandelmilch muß wegen der leichten Vergärbarkeit der in ihr enthaltenen Kohlenhydraten nach der Bereitung kalt gestellt werden und verträgt je nach der Temperatur des Kühlraumes keine längere Aufbewahrungsdauer. Kochen der Mandelmilch ist unzulässig. Hingegen darf sie wohl leicht erwärmt werden. Die Zubereitung der Mandelmilch geschieht in der folgenden Weise: 230 g süße, mit kochendem Wasser abgebrühte, geschnittene, kalt gewaschene und getrocknete Mandeln werden in der Mandelmühle gerieben, im Reibstein mit etwas abgekochtem, erkaltetem Wasser ganz fein verrieben, bis zu 1 Liter Wasser zugesetzt, in einem Porzellangefäß 2 Stunden stehen gelassen und dann durch ein Tuch passiert, bis zum Gebrauche kalt gestellt. Die Milch soll höchstens 24 Stunden aufbewahrt werden.

Bei der großen Bedeutung der Hyperacidität für die Entstehung und schwere Heilbarkeit des Magengeschwüres ist es notwendig, nur solche Speisen dem Patienten zuzuführgn, welche die Sekretion am wenigsten in Anspruch nehmen und erregen. Bickel[53]) hat die Nahrungsmittel je nach ihrer Wirkung auf die Säuresekretion tabellarisch geordnet und unterscheidet schwache und starke Sekretionserreger.

## Schwache Sekretionserreger.

1. Getränke: Wasser, alkalische Wasser, Tee, fettreicher Kakao, Fettmilch, Sahne, klares Eiereiweiß.
2. Gewürze: 0,9 proz. Kochsalzlösung.
3. Feste Speisen: gekochtes Fleisch, Fette aller Art, abgebrühtes Gemüse, wie Kartoffeln, Wirsing, Kohl, Spargel, Rotkohl, Blumenkohl, Spinat, Rüben, alles in Püreeform, Stärke, Zucker.

## Starke Sekretionserreger.

1. Getränke: alle alkohol- und kohlensäurehaltigen Getränke, Kaffee, Kaffee-Ersatzmittel, fettarmer Kakao, Magermilch, Fleischbrühe, Fleischextrakt, Suppenwürze, Eigelb, hartgekochte Eier, Fleischsolution.
2. Gewürze: Senf, Zimt, Pfeffer, Paprika, Kochsalz in mehr als 0,9 proz. Konzentration.
3. Feste Speisen: rohes gebratenes Fleisch, schwarze Fleischsorten, gesalzene Fleischarten (Schinken, Pökelfleisch, geräuchertes Fleisch). Dunkle Brotsorten.

Überblicken wir diese obige Tabelle, so sehen wir, daß zur Behandlung des Magengeschwüres nur jene Getränke und Speisen sich eignen, die schwache Sekretionserreger sind.

Außer dieser chemischen Wirkung der Nahrungsmittel auf die Sekretion müssen wir bei der Behandlung des chronischen Magengeschwüres auch auf den mechanischen Effekt der dargereichten Speisen auf die Magenschleimhaut besondere Rücksicht nehmen. Wir werden durch Monate hindurch die Speisen bloß in fein verteilter Form, das heißt das Fleisch gehackt, die Gemüse und Kompotte in Püreeform darreichen. Wir erzielen damit, daß die Speisen möglichst rasch den Magen verlassen können und hierdurch die Säuresekretion auf das geringste eingeschränkt wird. Von dem Standpunkte betrachtet, in welcher Zeit die Speisen den Magen verlassen, erscheint es von Wichtigkeit, die von Penzoldt aufgestellte Tabelle zu kennen.

Ich entnehme derselben nur jene Getränke und Speisen, die bei der Ulcusbehandlung in Betracht kommen.

Nach Penzoldt verlassen den Magen in

| | |
|---|---|
| 1 bis 2 Stunden: | 200 g Wasser, |
| | 200 g Tee ohne Zutat, |
| | 200 g Kakao ohne Zutat, |
| | 100 bis 200 g Milch gesotten, |
| | 100 g Eier weich. |
| 2 bis 3 Stunden: | 200 g Kakao mit Milch, |
| | 300 bis 500 g Wasser, |
| | 300 bis 500 g Mich gesotten, |
| | 100 g Eier roh, Rühreier, Omelette, |
| | 250 g Kalbshirn gesotten, |
| | 250 g Kalbsbries gesotten, |
| | 150 g Kartoffelpüree, |
| | 70 g Weißbrot gebäht, |
| | 70 g Zwieback, |
| 3 bis 4 Stunden: | 230 g junge Hühner gesotten, |
| | 230 g Rebhuhn gebraten, |
| | 100 g Kalbsbraten, |
| | 150 g Weißbrot, |
| | 150 g Reis gesotten, |
| | 150 g Spinat. |
| 4 bis 5 Stunden: | 250 g Beefsteack gebraten, |
| | 210 g Tauben gebraten, |
| | 240 g Rebhuhn gebraten, |
| | 250 g Zunge geräuchert, |
| | 100 g Linsen als Brei, |
| | 200 g Erbsen als Brei. |

Nach dieser Tabelle ist die Berechnung von Wichtigkeit, daß jene Nahrungsmittel, die starke Sektionserreger sind, auch gleichzeitig eine längere Verweildauer im Magen besitzen. Es fällt daher der Begriff der Leichtverdaulichkeit beim Ulcus ventriculi zusammen einerseits mit der Eigenschaft der Nahrungsmittel eine nur geringe Sekretion von Magensaft zu bewirken, andererseits mit der Geschwindigkeit, mit der sie den Magen verlassen.

Einer der wichtigsten Punkte in der diätetischen Behandlung des Magengeschwüres ist die nur zu oft vernachlässigte Forderung nach einer möglichst lang ausgedehnten diätetischen Behandlung des Patienten. Ich lasse die Geschwürkranken durch wenigstens ein volles Jahr, vom Anfang der Behandlung gerechnet, die Diätverordnungen der 5. Woche befolgen. Nur wenn ein volles Jahr rezidivfrei vergangen ist, dann kann man durch Erweiterung des Speisezettels zu einer normalen Kostordnung übergehen. Nichtsdestoweniger bleiben auf Jahre hinaus verboten:

Rohes Obst, Schalengemüse, Fruchteis, alle sehr kalten oder sehr heißen Getränke, konzentrierter Alkohol, schwarzer Kaffee, scharfe Gewürze, Senf, Schwarzbrot, Graham- und Simonsbrot.

### b) Die medikamentöse Therapie.

Es unterliegt keinem Zweifel, daß der allergrößte Teil der Magengeschwüre bloß durch diätetische Behandlung bei vollkommener Vermeidung jedes Medikamentes ausheilen kann. Nichtsdestoweniger ist es in vielen Fällen nötig, durch Arzneimittel auf verschiedene Komplikationen des Ulcus einzuwirken. Die medikamentöse Therapie des Ulcus ventriculi hat folgende Aufgaben zu erfüllen:

a) einen mechanischen Schutz des Geschwüres und der bloßliegenden Nerven zu bilden,
b) die Hyperacidität resp. die Hypersekretion zu beeinflussen,
c) die spastischen Zustände, besonders den Pylorospasmus herabzusetzen,
d) schmerzstillend zu wirken.

a) Die Idee, das Geschwür mit einem pulverförmigen Medikament zu bedecken, hat schon Kußmaul zu der Empfehlung geführt, als derartiges Deckpulver das Wismut zu benützen.

Kußmaul und sein Schüler Fleiner[54] haben ursprünglich folgende Verordnung bei der Wismut-Therapie angegeben:

Nach einer gründlichen Ausspülung des Magens werden 10 bis 20 g Bismutum subnitricum in einem Glas mit 200 ccm lauwarmen Wassers gut umgerührt in den Magen mittels einer Sonde und Trichter eingegossen und mit 50 ccm Wasser nachgespült. Der Patient wird nun in eine solche Lage gebracht, daß das Geschwür mit der Wismut-Aufschwemmung direkt in Berührung kommt. Der Kranke bleibt $^1/_2$ Stunde in dieser Stellung, dann erhält er sein Frühstück. Diese Wismut-Eingießungen werden anfänglich täglich, später jeden 2. oder 3. Tag gebraucht und so lange fortgesetzt, als es notwendig erscheint. Durch Tierversuche ließ sich feststellen, daß das Wismut eine auf dem Geschwürgrunde fest adhärierende Decke bildet und gleichsam einen Pulververband darstellt, der das Geschwür vor der Berührung mit dem Speisebrei bzw. Magensaft schützt. Von diesem Standpunkte aus wäre die Wismutbehandlung eine sehr rationelle Methode, doch stehen derselben gewichtige Bedenken entgegen. Vor allem ist die Zuführung des Medikaments mittels der Magensonde ein gewiß nicht immer gefahrloses Unternehmen. Deshalb haben die meisten Autoren sich entschieden, das Wismut einfach per os nehmen zu lassen. Andererseits ergibt sich vom rein chirurgischen Standpunkte der Einwand, daß es unvorteilhaft ist, ein Geschwür mit einer festen Kruste zu bedecken, dadurch einerseits die Wundsekretion im Ablauf zu verhindern, andererseits künstlich die Nekrose des Geschwürgrundes zu vermehren. Ich habe bei der Obduktion eines mit Wismut behandelten Falles gesehen, daß das Medikament eine innige, kaum zu lösende Verbackung mit dem Geschwürgrunde einging. Es ist begreiflich, daß das Geschwür unter einer solchen harten Kruste unmöglich heilen kann. Ich glaube, daß die Wismuttherapie bloß von dem einen Standpunkte aus berechtigt erscheint, als dem Wismut sicher eine schmerzstillende und säureherabsetzende Wirkung zukommt. Von seiner Heilkraft verspreche ich mir gar nichts. Endlich wäre zu erwähnen, daß in der Literatur nicht gar zu wenig Fälle von schwerer Wismut-Intoxikation beschrieben sind. Ich verwende deshalb an Stelle des Bismutum subnitricum ganz ausnahmslos das unschädliche und ungiftige Bismutum carbonicum. Das Mittel verdient auch deshalb einen Vorzug, weil es den Stuhl weiß färbt, im Gegensatz zu der schwarzen Farbe des Stuhles nach Bismutum subnitricum. Nach den Untersuchungen von Rodari[55]) kann das Bismutum carbonicum keinen wesentlichen anderen, als einen mechanischen Einfluß auf die lädierte Schleimhaut ausüben, weil es sich im Magen unter Einwirkung der Salzsäure in das indifferente Bismutum oxychlorid und die ebenfalls indifferente, d. h. auf alle Fälle nicht adstringierende Kohlensäure spaltet. Es empfiehlt sich, das Bismutum carbonicum mit einem alkalischen Salz zu kombonieren, während es absolut ein Nonsens ist, das Bismutum subnitricum mit einem alkalischen Salz zusammen zu geben. Die Pharmakodynamik des Bismutum subnitricum beruht nämlich auf der Einwirkung der abgespaltenen Säuren. Wenn nun ein Alkali vorhanden ist, so wird diese Säure gebunden und damit unwirksam gemacht. Rodari hat die interessante Beobachtung gemacht, daß das Wismut intensiver auf eine aufgelockerte, entzündlich veränderte Schleimhaut, d. h. auf ein Ulcus, das mit einer begleitenden Gastritis verbunden ist, wirkt.

Es empfiehlt sich, das Bismutum carbonicum entweder des Morgens nüchtern 10 g auf einmal, oder 3 mal des Tages $1/_2$ Stunde vor der Nahrungsaufnahme 5 bis 6 g zu geben. Agéron[56]) wendet ein Wismutpräparat in einer öligen Suspension, und zwar das Bismutum subgallicum, das Dermatol, an. Zunächst wird der Magen mit einer warmen Borsäurelösung ausgewaschen, dann werden 10 g Dermatol mit 200 g Lein- oder Mohnöl stark geschüttelt, mit der Sonde eingegossen. Es ist dies eine Kombination der Wismuttherapie mit der Öltherapie, über die noch später Näheres auseinandergesetzt werden soll.

Statt des Wismut wurde von Klemperer[57]) das Escalin, eine Aluminium-Glycerin-Pasta, empfohlen, die sich in Wasser vollständig löst. Man verordnet nüchtern 2 bis 3 Pastillen in einem Weinglas Wasser aufgelöst $1/_2$ Stunde vor der Nahrung. Es bildet sich dann auf der blutenden Stelle ein feiner silberglänzender Belag, der das Ulcus vor der Berührung mit dem Magensaft schützt. Kuhn und Zabel[58]) rühmen die Vorzüge des Escalin. Die Schmerzen verschwinden nach ihrer Beobachtung schon nach 3 Tagen. Alle ihre Fälle sind unter Escalin prompt geheilt. Bickel[59]) hat durch experimentelle Untersuchungen festgestellt, daß das Escalin durch Wasserstoffgas aufblähend, die Säuresekretion anregt und Zersetzungen hervorruft. Durch die intensive Anregung der Magensaftabscheidung wird das Escalin allmählich weggeschwemmt. Er rät infolgedessen von dem Gebrauche des Escalin ab. Nach meinen Erfahrungen konnte ich eine Hypersekretion des Magens nach Escalindarreichung nicht konstatieren, doch habe ich eklatante Erfolge des Mittels nicht beobachtet.

Als weiteres Deckmittel für das Ulcus wird das Argentum nitricum vielfach verwendet.

Küchenmeister hat schon im Jahre 1854 das Argentum nitricum gegen Ulcus ventriculi empfohlen und darauf hingewiesen, daß es die Eigenschaft hat, mit den Albuminaten gallertartige Verbindungen einzugehen und nach erfolgter Ätzung des Geschwüres dasselbe mit einer Decke von koaguliertem Eiweiß zu versehen. Mit den Jahren hat das Argentum nitricum beim Ulcus ventriculi immer mehr Anhänger gefunden, wie Ewald, Rosenheim, Boas, Lion, aber auch Gegner wie Rosenthal, Roßbach und Notnagel. Während man früher die Hauptwirkung des Argentum nitricum in der Hemmung der Sekretion sah, hat jüngst Bajbakoff[60]) durch experimentelle Untersuchungen in der Mehrzahl der Fälle eine säuresteigernde Wirkung des Mittels konstatiert. Rodari fand durch experimentelle Prüfung des Argentum nitricum einen Doppelmodus der Wirkung: Steigerung der Sekretion bei intakter, Hemmung bei entzündlicher Schleimhaut. Deshalb ist das Argentum nitricum nur in solchen Fällen beim Ulcus indiziert, wo zum Ulcus noch eine diffuse Gastritis hinzukommt. Es unterliegt aber gar keinem Zweifel, daß ein großer Teil der Wirkung des Argentum nitricum in der außerordentlich starken Steigerung des Schleimgehaltes des Magens beruht. Durch diese Schleimsekretion kommt es zu einer Herabsetzung der Acidität und zum künstlichen mechanischen Schutz des Magenschleimhautdefektes. Das Argentum nitricum wird nach Empfehlung von Gerhard und Boas in Lösung von 0,25 : 120 genommen. Man läßt bei leerem Magen 3 mal täglich einen Eßlöffel in einem Weinglas destillierten Wassers trinken. Sodann wird die Dosis bis auf 0,3 : 120 verstärkt (davon 2 Flaschen), endlich auf 0,4 : 120 erhöht (wieder 2 Flaschen). An Stelle des Argentum nitricum kann man das Protargol und Albargin anwenden, denen von Pharmakologen besonders tiefe Wirkungen nachgerühmt werden. Man verordnet die beiden Mittel in etwas größerer Konzentration, nämlich zu 0,1 bis 0,2 pro dosi auf $1/2$ Glas abgekochten Wassers (1,0 bis 2,0 bis 150,0).

Bergmann[61]) hat versucht, durch Absonderung einer reichlichen Menge alkalischen Speichels eine der Argentum nitricum-Therapie ähnliche Wirkung zu erreichen. Er erzielte diesen Speichel durch die Verordnung von Kautabletten (Tabl. masticandae contra superaciditatem); durch ihre Verwendung soll auch das Durstgefühl bedeutend herabgesetzt werden.

b) Zu den Mitteln, die die Hyperacidität resp. die Hypersekretion beeinflussen, gehören vor allem die Alkalien. An erster Stelle steht hier das Natrium bicarbonicum, dessen Wirkung bis vor kurzem viel umstritten gewesen ist. Ältere Autoren, wie Dumesnil, Linossier, ferner Schüle und andere nahmen an, daß kleine Gaben die Salzsäuresekretion anregen, größere hemmen, schließlich aber wieder den Reiz zu erneuerter Sekretion abgeben. In den letzten Jahren ist Bickel und seine Schule durch experimentelle Untersuchungen an Pawlowschen Hunden der Frage der Alkalienwirkung näher getreten. So wies Heinsheimer[62]) nach, daß Natrium bicarbonicum nur eine Sekretionshemmung, niemals eine Steigerung zur Folge hat, und zwar eine leichte Verminderung der Saftmenge und der Acidität bei schwachen Lösungen von 1 Proz., eine sehr starke und längere Zeit andauernde Herabsetzung bei hoher Konzentration 5 Proz., und zwar betrifft diese Herabsetzung auch hier nicht nur die Quantität, sondern auch die Qualität (Konzentration der Salzsäure). Das von Boas empfohlene Natrium citricum ist nach den Untersuchungen Rodaris nicht nur als Antacidum unbrauchbar, sondern besitzt im Gegenteil eine ausgesprochen sekretionssteigernde Wirkung. Der chemische Vorgang im Magen ist folgender:

$$Na\ Ci + H\ Cl = Na\ Cl + Ac.\ citr.$$

Jedoch auch das Natrium bicarbonicum soll beim Magengeschwür wegen der sich entwickelnden freien Kohlensäure, die durch Entfaltung im Magen unter Umständen das Geschwür verletzen könnte, nicht in größeren Dosen angewendet werden. Ich empfehle deshalb folgende Mischung als geeignet:

Rp. Magn. ust.
Magn. ammonio-phosphoric. ā ā 15,0

3 mal täglich 1 gestrichener Kaffeelöffel auf 1 Weinglas Wasser.

In ähnlicher Weise wendet Pariser zur Behandlung des Ulcus folgende Mischung an:

Rp. Calc. carbon.
Talc. ā ā 20,0
Magn. ust. 10,0

MDS. 3 mal täglich 1 Kaffeelöffel.

Ewald läßt stündlich zu wiederholende Gaben folgender Mischung einnehmen:

Rp. Magn. ust.
Natr. carb.
Kalii carb. ā ā 5,0
Pulv. rad. Rhei 10,0
Sacchar. lact. 25,0

MD 3 mal täglich 1 Kaffeelöffel.

Recht gute Erfolge sah ich von dem Magnesium perhydrol (Merck), das in Dosen von 3 mal täglich 1 g die Acidität in erheblichem Maße herabsetzt (Petri[63]) und außerdem einen günstigen Einfluß auf die Darmtätigkeit bewirkt. Togani findet, daß durch $H_2O_2$ eine starke Anregung der Schleimsekretion stattfindet und hierdurch die Magenschleimhaut gegen die Salzsäure geschützt wird. Rosenheim[64] verordnet das Wasserstoffsuperoxyd in Form einer Brunnenkur, indem er nüchtern 300 ccm eine $^1/_2$ bis $^3/_4$ proz. Lösung von offizinellem $H_2O_2$ trinken läßt. Er fand in 80 Proz. der Fälle Herabsetzung der Beschwerden.

In neuerer Zeit hat Rosenheim[65] an Stelle der Alkalien das Neutralon zur Behandlung der Hypersekretion empfohlen. Die Wirksamkeit des Neutralon (lösliches Aluminiumsilikat) besteht in einer allmählichen Spaltung des Aluminiumsilikats durch die sezernierte Salzsäure, wodurch einerseits Aluminiumchlorid entsteht, das eine adstringierende und desinfizierende Wirkung entfaltet. Die durch das Neutralon im Laufe einiger Stunden gebundene Salzsäure kann sehr beträchtlich sein, da nach den Untersuchungen von Ehrmann ein Teelöffel des Pulvers 400 ccm 0,2 Proz. Salzsäurelösung im Laufe einiger Stunden bei Körpertemperatur zu binden vermag. Ich habe das Neutralon in vielen hundert Fällen angewendet und bin mit dem Erfolge sehr zufrieden gewesen.

Man verordnet am besten 3 mal täglich 1 Kaffeelöffel Neutralon (gegenwärtig auch in bereits abgeteilten Päckchen zu haben), in einem Weinglas Wasser gelöst $^1/_4$ Stunde vor der Mahlzeit. In Fällen von hochgradiger Superacidität finde ich eine Kombination des Neutralon mit 0,02 Extractum belladonnae besonders wirksam.

Atropin und seine Derivate haben nach den Untersuchungen von Riegel[66] und seinem Schüler v. Tabora eine stark sekretionshemmende Wirkung. Tabora[67] wendet das Atropin in großen Dosen in Form von subcutanen Injektionen (täglich 2 bis 3 Injektionen von je 1 mg) 4 bis 8 Wochen lang an.

An einer großen Reihe von Versuchen, die in meiner Abteilung von Dr. Kiumura ausgeführt wurden, konnten wir uns von der sekretionshemmenden Wirkung des Atropin überzeugen. Weniger sicher schien uns die Wirkung des Atropins auf spastische Zustände des Magens. Haas[68] und Hagen haben an Stelle des Atropins ein ungiftiges Präparat, das Eumydrin, in der Dosis von 1 mg empfohlen. Nach meinen Erfahrungen vertragen Ulcuskranke relativ hohe Dosen von Atropin, ohne Vergiftungserscheinungen zu zeigen. Es erklärt sich dies aus der Tatsache, daß, wie oben erwähnt, die meisten Ulcuskranken gleichzeitig Vagotoniker sind. Ich habe daher die Angst vor größeren Atropindosen im Laufe der Zeit verloren und ziehe das Atropin noch immer seinen Derivaten bei weitem vor, da mich in manchen Fällen das Eumydrin in seiner Wirkung im Stiche gelassen hat.

Cohnheim[69] hat angeregt durch die Arbeiten von Strauß und Aldor[70], daß Fett die Säuresekretion hemmt, die Anwendung von Olivenöl bei Superacidität und Ulcus empfohlen. Das Mittel wird in der Weise angewendet, daß man das Öl körperwarm trinken läßt, und zwar 100 bis 150 ccm nüchtern, außerdem je 1 Stunde vor dem Mittags- und Abendessen je 1 Eßlöffel. Als Geschmackskorrigens gibt man hinterher Pfefferminztropfen auf Zucker. In leichteren Fällen genügt die Anwendung der Emulsio amygdalina (3 mal täglich 1 Eßlöffel vor der Mahlzeit). Walko[71]) hat ebenfalls bei Ulcus ventriculi das Öl mit gutem Erfolge verwendet und setzt dem Olivenöl noch Wismut oder Bismutose hinzu. Köhler[72]) empfiehlt die Darreichung des Olivenöls in Gelatinekapseln zu 3 g und 5 g. Rütimeyer[73]) hat in 75 Fällen von Ulcus die schmerzstillende Wirkung des Öles bestätigt, während er eine Säurehemmung nicht beobachten konnte. Boas und Ewald, denen ich mich anschließe, sind bei der Öltherapie vielfach auf unüberwindlichen Widerwillen gegen das Öl gestoßen. In verzweifelten Fällen wird man immerhin einen vorsichtigen Gebrauch von Olivenöl machen können, da es möglich ist, daß das Öl eine Art Schutzdecke für die schleimentblößte Magenschleimhaut bildet. Außerdem wissen wir nach den Untersuchungen von Boldireff, daß durch Darreichung des Öles reflektorisch ein Rückfluß von Galle und Pankreassaft eintritt, so daß hierdurch die Acidität stark herabgesetzt wird.

Auf demselben Prinzipe scheint die in neuester Zeit von Gläßner[74]) empfohlene Therapie des Ulcus ventriculi mit Cholsäure zu beruhen. Das Verfahren ist allerdings noch nicht genügend nachgeprüft.

c) In vielen Fällen ist es nötig, die spastischen Zustände des Magens, besonders den Pylorospasmus, medikamentös zu beeinflussen. Es gibt zweifellos Fälle, in denen die schwere Heilbarkeit des Ulcus darauf beruht, daß der Pylorospasmus die Verweildauer der Speisen im Magen über Gebühr verlängert, so daß hierdurch der Geschwürsgrund permanent durch Speisen und Magensäfte gereizt wird. In derartigen Fällen ist es notwendig, durch Behebung des Pylorospasmus die Motilität des Magens wieder herzustellen. Viele Autoren sehen in dem Atropin ein souveränes Mittel, den Spasmus der Magenmuskulatur aufzuheben (Fleckseder[75]). Ich habe schon auf der Naturforscherversammlung in Wien 1913 darauf hingewiesen, daß mich das Atropin als krampflösendes Mittel vollkommen im Stiche gelassen hat. Ich verwende ausschließlich das Papaverinum hydrochloricum in Dosen von 0,03 bis 0,05 (3 mal täglich vor der Mahlzeit entweder intern oder in Form von subcutanen Injektionen). Wir wissen aus den Untersuchungen von Pal[76]), daß das Papaverin eine hervorragende Wirksamkeit auf die Lösung von Spasmen der glatten Muskeln besitzt, sobald die Erregbarkeit der glatten Muskeln abnorm gesteigert ist, und gerade dieser Zustand findet sich bei den durch Vagotonie komplizierten Fällen von Ulcus ventriculi. Ich verbinde mit Vorliebe die Papaverintherapie mit der Atropintherapie, da wir hierdurch die krampflösende Wirkung des Papaverins mit der säurehemmenden Wirkung des Atropins kombinieren können. Ich verordne:

        Rp. Papaverin       0,05
            Extr. belladonnae 0,02
            Sacchar.         0,3

Mf. p. ad caps. amylac.

Ds. 3 mal tgl. 1 Pulver $^1/_2$ Stunde vor der Mahlzeit.

d) In den meisten Fällen von chronischen Magengeschwüren ist man genötigt, schmerzstillende Mittel anzuwenden. Immerhin muß man vor der allzu freigebigen Verordnung von Narcoticis dringend warnen, denn sie täuschen sowohl Ärzte als Patienten über den Grad der Heilung und veranlassen diätetische Überschreitungen, die oft von bösen Folgen begleitet sind. Heftige Schmerzen, die durch physikalische Mittel nicht beeinflußbar sind, müssen durch schmerzstillende Mittel beseitigt werden. Besonders das akute Ulcus mit schweren Blutungen erfordert derartige narkotische Mittel, nicht nur um den Schmerz zu lindern, sondern auch um den Patienten zur absoluten Ruhelage bringen zu können.

Das Morphium und seine Derivate wurden früher bei allen Kardialgien angewendet, bis Riegel[77]) durch Tierversuche nachgewiesen hat, daß das Morphium eine sekretionssteigernde Wirkung besitzt, also eigentlich beim Ulcus ventriculi kontraindiziert ist. Doch wird man andererseits auf die hervorragend beruhigende und schmerzstillende Wirkung des Morphiums nicht verzichten können. Deshalb verbindet man das Morphium mit Atropin, das die Sekretion herabsetzt und dadurch kompensatorisch die schädlichen Komponenten der Morphiumwirkung aufhebt. Auch das Codeinum phosphoricum (0,03) subcutan oder intern gereicht, wirkt schmerzstillend.

Oft konnte ich mich von der schmerzstillenden Wirkung des Orthoforms (3 mal täglich 1 g), Anästhesins (3 mal täglich 0,3 g) und Cycloforms (3 mal täglich 0,3 g) überzeugen.

Rp. Cycloform 0,3
Papaverin 0,05
Sachar. 0,3
Mf. p. ad caps. amylac.
Ds 3 × täglich 1 Pulver $^1/_2$ St. vor dem Essen.

Ist der Schmerz mit Brechreiz verbunden, so kann man nach der Empfehlung von Ewald[78]) eine Chloroformlösung anwenden:

Rp. Chloroform 1,0
Aqua dest. 150,0
Bism. carbon. 2,00

stündlich 1 bis 2 Eßlöffel, so daß täglich 1 bis 2 Flaschen verbraucht werden.

In vielen Fällen erfordert ein Folgezustand des Ulcus ventriculi in der Rekonvaleszenz, nämlich die Anämie, eine spezifische Behandlung, die in der Darreichung von Eisenpräparaten liegt. Lenhartz hat vorgeschlagen, gleich im Anfangsstadium nach einer Magenblutung die Eisentherapie zu beginnen, indem er schon am 6. Tage nach der Blutung Blaudsche Pillen fein gestoßen reichen läßt. In vielen Fällen wird dieses Eisenpräparat unmittelbar nach einer Blutung und während der Ulcusbehandlung selbst schlecht vertragen, ruft Schmerzen und Obstipation hervor. Außerdem empfehle ich die Eisentherapie in diesem Stadium deshalb nicht, weil das Eisen im Stuhl ausgeschieden wird und dieselbe Reaktion wie Blut ergibt. Man begibt sich infolge der Eisentherapie eines sehr wichtigen Hilfsmittels der Diagnose, da man dann während der Eisentherapie durch chemische Methoden okkulte Blutungen im Stuhl nicht nachweisen kann.

Anders in der Rekonvaleszenz. Die Patienten sind durch die wiederholten Blutungen und durch die eingeschränkte Ernährung meist derart anämisch, daß es von Vorteil ist, Eisen zuzuführen. Die viel umstrittene Frage, ob das Eisen überhaupt resorbiert, hat Poulsson in folgender Weise beantwortet:

„Wahrscheinlich wird der Kreislauf des Eisens im Organismus damit eingeleitet, daß die Verbindungen im Magen mehr oder minder vollständig in Chloride und tiefer unten in lösliche Albuminate übergehen. Diese durchdringen die Epithelzellen und werden hier als feine Körnchen ausgefällt, die man in dem zentralen Chylusrohr und in den Mesenterialdrüsen liegen sieht. Von hier wird das Eisen auf dem Blutwege nach der Milz und der Leber geführt, wo es als Ferratin aufgespeichert, nach Bedarf benützt und schließlich im Dickdarm ausgeschieden wird. Das direkt ins Blut injizierte Eisen wird ebenfalls zunächst für eine gewisse Zeit in der Leber abgelagert, und später auf demselben Wege, wie das durch den Darm aufgenommene, ausgeschieden; nur ein kleiner Teil wird durch die Niere eliminiert. Durch die Haut erfolgt keine Resorption. Die täglich ausgeschiedene Eisenmenge beträgt einige Milligramm. Davon finden sich die Hauptteile in den Faeces und nur $1/2$ bis $1 1/2$ mg im Urin. Kleine Mengen gehen auch durch andere Sekrete, durch das Ausfallen von Haaren, durch die beständige Erneuerung der Oberhaut verloren. Die Eisenmenge in der täglichen Nahrung wird auf einige Zentigramm geschätzt."

Ich empfehle diejenigen Eisenpräparate, die in pulverförmiger oder leicht löslicher Form zugeführt werden können. Dagegen perhoresziere ich prinzipiell jedes Eisenpräparat, das in Pillen- oder Tablettenform zur Verwendung gelangt.

Günstig beeinflußt wird die Anämie durch eine gleichzeitige Arseniktherapie. Da das Arsenik vom Magen meist schlecht vertragen wird, so empfehle ich subcutane Injektionen von Natrium cacodylatum Clin. in Dosen von 0,05 bis 0,1.

## Physikalische Methoden.

Bei akutem Ulcus, nach einer Blutung, wird mit Vorliebe eine Eisblase auf den Magen aufgelegt, in der Erwartung, daß durch eine reflektorische Contraction der Gefäße infolge des Kältereizes die Blutung zum Stehen gebracht werden kann. Einen wesentlichen Einfluß dieses Kältereizes auf Blutungen konnte ich nicht beobachten. Wenn eine Eisblase verwendet wird, so sorge man dafür, daß dieselbe mit ganz fein zerstoßenem Eis nur in mäßigem Grade gefüllt wird, damit sie keinen schmerzhaften Druck auf den Magen ausübt. Es läßt sich auch ein Reif am Bett anbringen und die Eisblase an diesem Reif mittels einer Schnur befestigen, so daß sie auf den Magen keinen Druck ausübt. Die Anwendung von heißen Umschlägen beim blutenden Magengeschwür ist absolut kontraindiziert, da Fälle bekannt geworden sind, in denen durch die intensive Hitze ein Wiederauftreten von Magenblutungen hervorgerufen wurde.

In Fällen von chronischen Magengeschwüren, bei denen im Vordergrunde der Erscheinungen Schmerzen und nicht Blutungen stehen, empfiehlt es sich, sofort mit der Behandlung mittels heißer Kompressen zu beginnen. Die beste Form dieser Behandlung beruht in der Anwendung von elektrischen Thermophoren. Dieselben haben den Vorteil, leicht an Gewicht zu sein und eine regulierbare starke Hitze entfalten zu können. Wo ein derartiger Thermophor nicht zur Verfügung steht, empfiehlt es sich, heiße Breiumschläge in folgender Weise zu machen. Man läßt pulverisiertes Haarlinsenmehl mit einer kleinen Quantität Wasser und Milch in einem Gefäß heiß werden, streicht mittels eines Messers die heiße Paste fingerdick auf ein Leinwandtuch und legt dieses zusammengefaltete, den Brei enthaltende Tuch auf den Magen. Diese Umschläge sind sehr leicht und schmiegen sich dem Körper innig an und halten die Hitze ca. $1/4$ Stunde. Nach dieser Zeit müssen sie erneuert werden. Die anzuwendende Hitze muß eine so hochgradige sein, daß nach einigen Tagen der Applikation dieser Umschläge die Haut rot und blau wird und nach einer Woche die Zeichen von subcutanen Hämorrhagien aufweist. Um eine schmerzhafte Blasenbildung zu vermeiden, empfiehlt es sich, die Haut vor der Wärmeapplikation mit Vaseline zu bestreichen. Die heißen Umschläge werden kontinuierlich von früh bis abends angewendet und nur während der Nacht fortgelassen. Bei Nacht lasse man einen warmen Prießnitzumschlag auf den Magen legen. In manchen Fällen wird die Hitze, ebenso wie die Kälte unangenehm empfunden, weshalb die Anwendung von 2 stündlich zu wechselnden Prießnitzumschlägen empfehlenswert ist. Auch ein Umschlag mit verdünntem Alkohol kann schmerzstillend wirken. Der Haupteffekt der heißen Kompressen besteht in einer raschen Herabsetzung der Schmerzempfindung gegen Fingerdruck.

Statt der Leinsamenumschläge kann man auch einen in heißes Wasser getauchten Filzschwamm verwenden. Derselbe wird alle 3 Stunden gewechselt. Die Gummithermophore, Gummibeutel mit heißem Wasser eignen sich wegen ihres allzu großen Gewichtes für die Ulcusbehandlung nicht. Dagegen sind die sog. japanischen Wärmdosen sehr praktisch, die mit einer Patrone gefüllt werden und stundenlang eine intensive Hitze ausstrahlen. Die Wärmdosen müssen sorgfältig in Flanell eingeschlagen und darauf geachtet werden, daß die an einer Schmalseite befindlichen Luftlöcher ungehindert Luftzutritt erhalten, da sonst die glimmende Patrone ausgeht und der Apparat rasch erkaltet. · Auch Leitersche Röhren, durch die heißes Wasser zirkuliert, eignen sich zu derartigen Umschlägen. In neuester Zeit verwende ich die sog. D. H. Caloria, eine Art Thermophor, die durch Anwendung von Methylalkohol sich erwärmt, die Hitze stundenlang behält und den Vorteil eines außerordentlich geringen Gewichtes besitzt.

Unterstützend für die Hebung des Ulcus gelten Trinkkuren von mineralischen Heilquellen. Von jeher gilt Karlsbader Wasser als besonders erfolgreich bei der Behandlung des Ulcus ventriculi. Leube und v. Ziemßen machen bei der von ihnen angegebenen Ruhekur von Karlsbader Mühlbrunn Gebrauch und lassen den Patienten morgens und abends je $1/_4$ Liter auf 40⁰ R temperiert trinken. Besteht Neigung zu Verstopfung, so löst man in dem Karlsbader Wasser noch 5 bis 10 g Karlsbader Salz auf. In der Armenpraxis genügt letzteres in $1/_4$ Liter heißen Wassers gelöst. Ich bin von der Anwendung des Karlsbader Wassers bei der Ulcuskur schon seit Jahren vollkommen abgekommen. Ich ziehe es vor, statt des für die Ernährung vollkommen wertlosen $1/_2$ Liter Mineralwassers die gleiche Menge mehr Milch zuzuführen und glaube mit der besseren Ernährung des Patienten vorteilhaftere Bedingungen zur Heilung des Geschwüres zu setzen, als mit der Verordnung eines, nur fraglichen Wert besitzenden Mineralwassers. Eine Berechtigung zur Darreichung des Karlsbader Wassers bei der Ulcuskur bestünde nur dann, wenn sich nachweisen ließe, daß hierdurch die Acidität in kürzester Zeit herabgesetzt werden kann. Und dieser Beweis ist noch nicht erbracht. Nur Jaworski[79]) fand bei sehr langem Gebrauch des Karlsbader Wassers eine geringe Herabsetzung der Acidität. Deshalb pflege ich das Karlsbader Wasser als Nachkur nach beendeter Ruhekur anzuwenden, indem ich von der Ansicht ausgehe, daß nach Verheilung des Geschwüres durch eine lange fortgesetzte Karlsbader Trinkkur die Acidität in Schranken gehalten wird. Bemittelte Patienten läßt man nach Karlsbad reisen, während unbemittelte Kranke mittels des Sandowschen Karlsbader Salzes auch im Hause eine Trinkkur gebrauchen können. Allerdings pflege ich diese durch mindestens 3 Monate fortzusetzen. Kontraindiziert ist die Karlsbader Kur in jedem Fall von akutem Ulcus mit eventuellen Blutungen. Solche Kranke müssen unbedingt eine Ruhekur ausführen und sind von Karlsbad fernzuhalten. Ähnlich wie Karlsbad wirken auch die Quellen von Neuenahr, Tarasp und Vichy. Als Nachkur nach einer Ulcuskur ist in machen Fällen von Anämie der Gebrauch eines Eisenwassers von gutem Erfolge. Franzensbad (Franzensquelle und Stahlquelle), Elster (Moritzquelle), Pyrmont, Reinerz, Spaa, Schwalbach werden mit Nutzen von derartigen Ulcusrekonvaleszenten aufgesucht.

Bei allen diesen Trinkkuren halte man es sich vor Augen, daß die eigentliche Ulcuskur mit ihrer raffinierten Ernährungstechnik bloß im Hause des Patienten oder in einer gut geleiteten diätetischen Anstalt möglich ist. In Badeorte schicke man bloß diejenigen Fälle, die nur noch ganz geringe, mehr allgemeine Beschwerden und bereits einen gewissen Spielraum in ihrer Diät besitzen.

Mit der Behandlung des Ulcus ventriculi ist fast stets eine mehr weniger hochgradige Obstipation verbunden. In solchen Fällen sei man mit der Verordnung von Abführmitteln besonders vorsichtig, da dieselben erwiesenermaßen einen Reizzustand auf die Magendrüsen auszuüben vermögen. In manchen Fällen genügt es, den Patienten frühmorgens nüchtern 5 g Karlsbadersalz in einem Weinglas kalten Wassers gelöst zu verabfolgen. Wenn dies ohne Erfolg ist, dann bekämpft man die Obstipation durch Einläufe. Besonders sind Ölklystiere wegen ihrer milden Wirkung zu empfehlen.

## Nachbehandlung.

Für die einer Ulcuskur folgenden Monate, ja selbst Jahre ist eine dauernde Beobachtung gewisser Vorsichtsmaßregeln unumgänglich erforderlich. Vor allem ist die diätetische Behandlung durch wenigstens ein volles Jahr durchzuführen, wobei es nicht nur auf die Qualität der Nahrungsmittel, sondern hauptsächlich auch auf die Quantität der Speisen ankommt, um jede künstliche starke Ausdehnung des Magens zu vermeiden. Außer der diätetischen Therapie sind noch gewisse Vorsichtsmaßregeln am Platze. Hierher gehört vor allem die Vermeidung jeglichen Sportes, Turnen, Radfahren, Reiten, Tanzen usw. ist auf Monate hinaus zu verbieten, ja selbst kleinere körperliche Überanstrengungen, wie Heben schwerer Gegenstände, beengende Kleidungsstücke, kurz alle die Muskeln des Abdomens stark in Anspruch nehmenden Verrichtungen sind streng zu verbieten. Zum Schutze vor Traumen empfiehlt sich das Anlegen einer passenden Leibbinde. Nach vorteilhafter ist es, die gewöhnlich schlaff gewordenen Bauchwände durch Anlegen eines Heftpflasterverbandes zu stützen. Hierbei gelingt es, wie ich bereits in meinem Lehrbuche auseinandergesetzt habe, den gesunkenen Magen um wenigstens 5 cm zu heben, und gerade die Bekämpfung der Ptose ist für die dauerhafte Ausheilung des Ulcus von großem Wert.

Die Kranken sollen auch nach der Entlassung aus der Kur in dauernder ärztlicher Kontrolle stehen. Selbst bei geringen Anfällen soll regelmäßig der Stuhl auf okkulte Blutungen untersucht werden und bei Auftreten derselben sofort eine strenge Ulcuskur wiederholt werden. Man schärfe den Patienten ein, reelle Schmerzen, die nach der Nahrungsaufnahme in regelmäßiger Weise sich wiederholen, nicht zu leicht zu nehmen, sondern sofort durch Einleitung flüssiger Diät zu bekämpfen. Ich sah wiederholt, daß es mitunter gelingt, die Empfindlichkeit der frischen Ulcusnarbe durch das Einschieben von einigen Tagen flüssiger Kost, herabsusetzen. Man kann nach einigen Tagen zu breiiger und halbflüssiger Kost übergehen. Vernachlässigt man dagegen derartige Schmerzanfälle und läßt die Patienten unbekümmert weiter essen, so erlebt man sehr häufig das Auftreten eines wirklichen Rezidivs.

Nach ausgeheiltem Ulcus ist es empfehlenswert, die Patienten zur Erholung in das Gebirge oder an die See zu schicken. Für die Anämischen werden häufig die kühlen Quellen von Franzensbad oder

Elster empfohlen, sowie die arsenhaltigen Wässer von Levico und Ronzegno. Ich wiederhole jedoch, daß an allen diesen Orten die Patienten nur dann ein befriedigendes Resultat erzielen können, wenn sie diätetisch einwandfrei behandelt werden können. Der usuelle Table d'hote-Tisch muß von Ulcuskranken absolut gemieden werden. Die in den meisten Hotels gebräuchlichen ausgiebigen drei Hauptmahlzeiten stellen an den Magen des Ulcuskranken Anforderungen, die nicht ohne Gefahr bewältigt werden können. Kleine und häufige Mahlzeiten sind auch für die Nachbehandlung des Ulcus maßgebend.

## Die Erfolge der internen Therapie beim chronischen Magengeschwür.

Um einen Maßstab für die Heilbarkeit des Magengeschwüres zu gewinnen, müssen wir die Frage aufwerfen: wann können wir ein Magengeschwür als dauernd geheilt betrachten? Wenn wir von den **subjektiven Symptomen** ausgehen, so halten wir das Magengeschwür für dauernd geheilt, wenn wenigstens 2 Jahre nach stattgefundener Ulcuskur die Patienten dauernd vollkommen schmerz- und beschwerdefrei geblieben sind. Von objektiven Symptomen kommt noch hinzu die Forderung, daß innerhalb dieser Zeit **weder eine makroskopische noch eine okkulte Blutung** nachweisbar geworden ist, **und der Schmerzpunkt auf Druck verschwunden ist**. Es unterliegt keinem Zweifel, daß das Magengeschwür vollständig auszuheilen vermag, ohne daß eine chirurgische Intervention notwendig gewesen wäre. Interessant sind in dieser Beziehung die Befunde, auf die Stinzing[80]) hingewiesen hat. Er fand, daß in Jena bei den sezierten Leichen in 11 Proz. der Fälle ein noch bestandenes oder abgeheiltes Ulcus festgestellt wurde, während nur bei 1,2 Proz. der in die Klinik aufgenommenen Fälle Ulcus ventriculi diagnostiziert worden ist. Diese Differenz der Statistik an Toten und Lebenden läßt sich nur so erklären, daß in sehr vielen Fällen Geschwüre des Magens latent bleiben, d. h. weder subjektiv noch objektiv irgendwie sich bemerkbar machen oder in Vergessenheit geraten. Da die plötzlichen Todesfälle beim Ulcus ventriculi sehr selten sind, spricht der große überbleibende Rest der im Leben unerkannt gebliebenen Fälle und der häufige Befund von Narben in der Schleimhaut dafür, daß **dem Ulcus ventriculi eine große Tendenz zur Heilung zukommt** und dafür, daß die Diagnose eher zu selten gestellt worden ist. Der außerordentlich häufige Befund von Narben in der Magenschleimhaut bei Sektionen, wo im Leben anamnestisch niemals ein Magengeschwür nachweisbar gewesen ist, beweist, daß eine bleibende, allen Insulten von Speise und Trank kräftig widerstehende Narbe im Magen sich etabliert hat, so daß man in diesen Fällen von einer reellen dauerhaften Heilung des Magengeschwürs sprechen kann. Viele Chirurgen schießen daher weit über das Ziel, wenn sie die guten Heilungsresultate der inneren Therapie ignorierend bloß in der chirurgischen Behandlung des Magengeschwürs die Ultima ratio finden.

Bei der Beschreibung der Erfolge der internen Therapie müssen wir unterscheiden: die Augenblickserfolge der Therapie von den Dauerresultaten.

Die direkten Heilungsresultate der internen Therapie sind durchaus zufriedenstellend, da in allen Statistiken der Prozentsatz der Geheilten und Gebesserten zwischen 80,6 und 100 Proz. schwankt, während der Prozentsatz der Ungeheilten zwischen 0 bis 11 Proz. beträgt. Die Mortalität erreicht bloß in einer kleinen Zahl von Statistiken größere Werte. Wirsing[81]) hat 0,4 Proz., Leube[82]) 2,4 Proz., Bamberger[83]) 7,7 Proz., Debouve und Reymond 50 Proz., während nach meiner Statistik die Mortalität 3 Proz. aller Fälle beträgt. Die direkten Heilungsresultate meiner Patienten betragen 84 Proz., so daß wir mit den unmittelbaren Erfolgen der internen Therapie außerordentlich zufrieden sein können.

Ganz anders verhält sich die Statistik, wenn wir nach den späteren Schicksalen der intern behandelten Patienten forschen. Vor allem was die Mortalität betrifft, sehen wir, daß sie im Durchschnitt 4,4 Proz. beträgt. Diese Spätmortalität an Ulcus weicht daher nicht wesentlich von den unmittelbaren Todesfällen, anschließend an die interne Behandlung, ab.

Anders sind die dauernden Erfolge der internen Therapie der chronischen Magengeschwüre. Wir sehen, daß im Durchschnitt in 24,6 Proz. aller Fälle ein Rezidiv eintritt. Die Zahl schwankt zwischen 8 Proz. (Wagner[84]) und 41 Proz. (Wirsing[85]). In meinen Fällen sah ich bei 30 Proz. aller behandelten Fälle, deren Nachforschung mir möglich geworden ist, ein Rezidiv eintreten. Hierbei muß man noch berücksichtigen, daß bei einem großen Teile der behandelten Fälle schon der Zeit der Behandlung mehrere Rezidive vorausgegangen sind, so daß ein weit höherer Prozentsatz von Rezidiven zu verzeichnen wäre.

Wir müssen nach diesen Resultaten annehmen, daß das Magengeschwür zu jenen Erkrankungen gehört, die zu wiederholten Rückfällen disponieren. Ich habe mich nun bei meinen Fällen bemüht, den Ursachen dieser wiederholten Rezidive nachzuforschen und jene Mittel zu eruieren, die es möglich machen, das wiederholte Auftreten der Erkrankung zu verhindern. In meinen Krankengeschichten finde ich zwei Hauptursache nvon Rezidiven verzeichnet. Hierher gehören: 1. Diätfehler und 2. körperliche Überanstrengung. Betreffs der Diätfehler ist folgendes zu erwähnen. Die meisten Patienten, die nach einer Ulcuskur gesund aus der Behandlung entlassen werden, begehen den großen Fehler, bei Schmerzen, die bei der Erweiterung der Diät auftreten, ruhig in der gleichen Weise wie bisher weiter fortzuleben, ohne Rücksicht auf bestehende Beschwerden, bis endlich eines Tages der Rückfall mit allen seinen bekannten Symptomen eintritt. Ebenso verhält es sich mit körperlichen Bewegungen, die viele Patienten trotz bestehender Beschwerden ausführen, von der Vorstellung geleitet, die Beschwerden seien Narbenschmerzen, die mit der Zeit wieder gut werden.

Bei dieser Gruppe von Kranken sah ich die häufigsten Rezidive eintreten. Deshalb mache ich alle meine Patienten nach der Entlassung aus der Ulcuskur darauf aufmerksam, daß sie bei den geringsten Beschwerden, die sich wieder zeigen, sofort das Bett aufsuchen und rein flüssige Kost zu sich nehmen müssen. Es gelingt dann häufig, nach einigen Tagen wieder zu kompakter Nahrung überzugehen und das Auftreten eines reellen Rezidivs zu vermeiden. Es macht auf mich den Eindruck, daß in vielen solchen Fällen ein vermehrter Blutandrang zu der zarten Narbe der Magenschleimhaut stattgefunden hat, der zu Schmerzanfällen Veranlassung gab. Eine kurz andauernde Ulcuskur von oft wenigen Tagen genügt in vielen Fällen, die Schmerzhaftigkeit zum Verschwinden zu bringen und ein wirkliches Rezidiv zu vermeiden.

In den letzten Jahren sind zahlreiche Statistiken erschienen, die sich mit der Frage beschäftigen, welche Behandlungsart bezüglich der Dauerheilung die besten Erfolge verspricht. Es steht hierbei das Verfahren nach Leube dem Verfahren nach Lenhartz gegenüber. Hierbei läßt sich folgendes Verhältnis konstatieren. Der Prozentsatz der Ungeheilten beträgt nach Leube 5,8 Proz., nach Lenhartz nur 0,9 Proz., allerdings hat Leube 810 Fälle in seiner Statistik aufgenommen, während Lenhartz bloß 121 Fälle publiziert hatte. Die Mortalität der nach Leube behandelten Fälle beträgt 4 Proz., der nach Lenhartzscher Behandlung 2,5 Proz. Betrachtet man die große Differenz in der Zahl der beobachteten Fälle, so wird es begreiflich erscheinen, daß derartige Differenzen in der Prozentzahl zum Ausdruck kommen müssen.

Die Dauerresultate der beiden Behandlungsmethoden bieten keinen außerordentlichen Unterschied dar. Auch hier sehen wir, daß die nach Lenhartz behandelten Fälle ein etwas günstigeres Verhalten zeigen als die nach Leube behandelten. Dabei müssen wir aber berücksichtigen, daß bloß 71 Dauerresultate nach Lenhartz bekannt geworden sind, gegenüber 339 Fälle von nach Leube behandelten Kranken.

Nach Leube finden wir 70,2 Proz. gute Dauerresultate. Nach Lenhartz hat Wagner 92 Proz., Wirsing 59,4 Proz., Bamberger 71,4 Proz. mit günstigem Erfolge behandelt. Der Durchschnittsprozentsatz der nach Lenhartz bekannt gewordenen guten Dauererfolge beträgt daher 73,2 Proz., also beinahe die gleiche Zahl, wie die nach Leube behandelten Fälle.

Der Prozentsatz der Mißerfolge beträgt bei Leube-Behandlung an Ungeheilten 24,5 Proz., an Spätmortalität 5 Proz. Bei Lenhartz-Behandlung an Ungeheilten fast die gleiche Zahl (22,5 Proz.), an Spätmortalität nur 1,4 Proz.

Die Zahl der Rezidive beträgt bei Lenhartz-Behandlung 14 Proz., gegen 22,7 Proz. bei Leube.

Wirsing hat in seiner Statistik einen bedeutenden Unterschied des Erfolges zwischen Lenhartz und Leube für die blutenden Fälle konstatiert, indem die Lenhartzsche Methode bei Blutungen bedeutend bessere Resultate hervorbringt als die Leube-Kur. Nach meinen Erfahrungen kann ich einen derartigen Unterschied des Erfolges bei blutenden Magengeschwüren zwischen den beiden Methoden nicht konstatieren. Wenn ich resumiere, so muß ich gestehen, daß die Erfolge beider Behandlungsarten annähernd die gleichen sind.

Ich finde darum keinen Grund, ein Verfahren, wie es die Leube-Kur darstellt, zu verlassen, da wir in vielen Tausenden von Fällen ihre außerordentlich günstigen Erfolge beobachtet haben. Es könnte nur das eine Moment zum Verlassen dieses Verfahrens auffordern, wenn es gelänge, durch eine Modifizierung des Verfahrens, die Zeit, die ein Ulcus zur Verheilung braucht, abzukürzen oder die Gefahren der Rezidive zu verhindern. Beides ist aber durch das Lenhartzsche Verfahren nicht erreicht worden. Wir werden daher in dankbarer Erinnerung der großen Erfolge des Altmeisters der Magenpathologie, von Leube, auch fernerhin sein Verfahren als die Behandlung der Wahl beim chronischen Magengeschwür anwenden, wenn auch mit kleinen Modifizierungen, die dazu dienen, das Los der Kranken noch zu verbessern.

## Inhalt des III. Bandes.

IV u. 628 S. gr. 8°. Preis M. 18,—; in Halbleder gebunden M. 20,50.

Die Polyurien. Von Prof. Dr. S. Weber und Dr. O. Groß.
Herzmasse und Arbeit. Von Prof. Dr. J. Grober.
Die Indikationen der Karlsbader Kur bei den Erkrankungen der Leber und der Gallenwege. Von Dr. S. Lang.
Die kardiale Dyspnoe. Von Privatdozent Dr. V. Rubow.
Die Lumbalpunktion. Von Privatdozent Dr. Ed. Allard.
Physiologie und Pathologie des Fettstoffwechsels im Kindesalter. Von Dr. W. Freund.
Die Anämien im Kindesalter. Von Dr. Hermann Flesch.
Die Entstehung der Lebercirrhose nach experimentellen und klinischen Gesichtspunkten. Von Privatdozent Dr. F. Fischler.
Funktion und funktionelle Erkrankungen der Hypophyse. Von Dr. L. Borchardt.
Über die Störungen der Stimme und Sprache. Von Prof. Dr. Hermann Gutzmann.
Über Neurasthenie. Von Privatdozent Dr. Otto Veraguth.
Störungen der Synergie beider Herzkammern. Von Privatdozent Dr. Dimitri Pletnew.
Die biologische Bedeutung der Lipoidstoffe. Von Prof. Dr. Ivar Bang.
Kretinismus und Mongolismus. Von Professor Dr. Wilhelm Scholz.
Über die Anfänge der kindlichen Epilepsie. Von Dr. Walther Birk.
Autorenregister und Sachregister.

## Inhalt des IV. Bandes.

IV u. 588 S. gr. 8°. Preis M. 23,—; in Halbleder gebunden M. 25,60.

Störungen der äußeren Atmung. Von Dr. Ludwig Hofbauer. (Mit 8 Abbildungen.)
Die vorzeitige Geschlechtsentwicklung. Von Dr. R. Neurath.
Entwicklung und gegenwärtiger Stand der Anschauungen über heredo-familiäre Nervenkrankheiten. Von Privatdozent Dr. Robert Bing. (Mit 3 Abbildungen.)
Die Tuberkulose der Säuglinge. Von Dr. Otto Aronade. (Mit 5 Abbildungen.)
Über Genickstarre. Von Professor Dr. F. Göppert. (Mit 7 Abbildungen.)
Die Choleraepidemie in St. Petersburg im Winter 1908/1909. Von Prof. Dr. N. Tschistowitsch. (Mit 2 Abbildungen.)
Beriberi oder Kakke. Von Professor Dr. Kinnosuke Miura. (Mit 4 Abbildungen.)
Die praktischen Ergebnisse der Serodiagnostik der Syphilis. Von Oberarzt Dr. Julius Citron. (Mit 3 Abbildungen.)
Die pathologische Anatomie der rachitischen Knochenerkrankung mit besonderer Berücksichtigung der Histologie und Pathogenese. Von Prof. Dr. G. Schmorl. (Mit 6 Taf.)
Die Röntgenuntersuchung des Magens und ihre diagnostischen Ergebnisse. Von Privatdozent Dr. G. Holzknecht und Dr. S. Jonas. (Mit 13 Textabbildungen und 2 Tafeln.)
Über Ursachen und Wirkungen der Fiebertemperatur. Von Privatdoz. Dr. H. Lüdke.
Die diätetische Behandlung der Nierenentzündungen. Von Dr. F. Widal, Professeur agrégé à la Faculté de Médecine de Paris, Membre de l'Académie de Médecine, Médecin de l'Hôpital Cochin, und Dr. A. Lemierre, Ancien Interne des Hôpitaux de Paris.
Physiologie des Magen-Darmkanales beim Säugling und älteren Kind. Nachtrag zu der Arbeit von A. Uffenheimer im II. Bande.
Autorenregister und Sachregister.

## Inhalt des V. Bandes.

IV u. 555 S. gr. 8°. Preis M. 18,—; in Halbleder gebunden M. 20,50.

Die Mechanik der Herzklappenfehler. Von Privatdozent Dr. Ed. Stadler.
Über Lungenbrand. Von Oberarzt Dr. K. Kißling. (Mit 17 Textabbildungen und 2 Tafeln.)
Die Prognose der angeborenen Syphilis. Von Privatdozent Dr. Karl Hochsinger.
Die chronische Obstipation. Von Dr. Oscar Simon.
Die Biologie der Milch. Von Dr. J. Bauer. (Mit 1 Abbildung.)
Der „habituelle Icterus gravis" und verwandte Krankheiten beim Neugeborenen. Von Privatdozent Dr. W. Knoepfelmacher.
Ergebnisse und Probleme der Leukämieforschung. Von Privatdozent Dr. O. Naegeli.
Die klinischen Erscheinungsformen der motorischen Insuffizienz des Magens. Von A. Mathieu und Dr. J. Ch. Roux. (Mit 2 Abbildungen.)
Die Röteln. Von Dr. B. Schick. (Mit 7 Abb.)
Über infantilen Kernschwund. Von Privatdozent Dr. J. Zappert.
Über die Beziehungen der technischen und gewerblichen Gifte zum Nervensystem. Von Professor Dr. Heinrich Zangger.
Über Nephritis nach dem heutigen Stande der pathologisch-anatomischen Forschung. Von Privatdozent Dr. M. Löhlein.
Allergie. Von Professor Dr. C. Freiherr v. Pirquet. (Mit 30 Abbildungen.)
Autorenregister und Sachregister.

## Inhalt des VI. Bandes.

IV u. 674 S. gr. 8°. Preis M. 22,—; in Halbleder gebunden M. 24,60.

Lungendehnung und Lungenemphysem. Von Professor Dr. N. Ph. Tendeloo. (Mit 9 Abb.)
Allgemeine Diagnose der Pankreaserkrankungen. Von Privatdozent Dr. Karl Glaeßner.
Die Frage der angeborenen und der hereditären Rachitis. Von Privatdozent Dr. Emil Wieland.
Warum bleibt das rachitische Knochengewebe unverkalkt? Von Dr. Friedrich Lehnerdt.
Die klinische Bedeutung der Eosinophilie. Von Privatdozent Dr. Carl Stäubli. (Mit 6 Textabbildungen und 1 Tafel.)
Chlorom. Von Dr. Heinrich Lehndorff.
Krankheiten des Jünglingsalters. Von Prof. Dr. F. Lommel.
Über den „Hospitalismus" der Säuglinge. Von Dr. Walther Freund. (Mit 14 Abb.)
Die Sommersterblichkeit der Säuglinge. Von Oberarzt Dr. Hans Rietschel. (Mit 25 Abb.)
Die chronische Gastritis, speziell die zur Achylie führende. Von Prof. Dr. Knud Faber.
Zur Differentialdiagnose pseudoleukämieartiger Krankheitsbilder im Kindesalter. Von Dr. Erich Benjamin.
Der Mongolismus. (Mit 23 Abb.)
Myxödem im Kindesalter. Von Prof. Dr. F. Siegert. (Mit 24 Abb.)
Autorenregister und Sachregister.

*Inhalt der Bände VII bis X siehe Rückseite.*

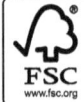

MIX
Papier aus verantwortungsvollen Quellen
Paper from responsible sources
FSC® C105338

If you have any concerns about our products,
you can contact us on
**ProductSafety@springernature.com**

In case Publisher is established outside the EU,
the EU authorized representative is:
**Springer Nature Customer Service Center GmbH
Europaplatz 3, 69115 Heidelberg, Germany**

Printed by Libri Plureos GmbH
in Hamburg, Germany